Jean-Michel Brismée

Capacidade de elevação como indicador de prognóstico de lesões hospitalares nas costas

Jean-Michel Brismée

Capacidade de elevação como indicador de prognóstico de lesões hospitalares nas costas

Publisher:
Sciencia Scripts
is a trademark of
Dodo Books Indian Ocean Ltd. and OmniScriptum S.R.L publishing group

120 High Road, East Finchley, London, N2 9ED, United Kingdom
Str. Armeneasca 28/1, office 1, Chisinau MD-2012, Republic of Moldova, Europe
Printed at: see last page
ISBN: 978-620-2-80377-9

CAPACIDADE DE ELEVAÇÃO E VARIÁVEIS EPIDEMIOLÓGICAS COMO INDICADORES DE PROGNÓSTICO DE RELATÓRIOS DE LESÕES PROFISSIONAIS NAS COSTAS

Um estudo de acompanhamento de três anos envolvendo 1.011 funcionários de hospitais

Jean-Michel BrismSe, PT, ScD

Evonne Bird, EM

Ronald H. Bremer, PhD

Jacalyn Robert-McComb, PhD

(1) Professor, Centro de Investigação em Reabilitação, Escola de Profissões de Saúde, Centro de Ciências da Saúde da Universidade Técnica do Texas, Lubbock, Texas, EUA;

(2) Instrutor, Truman State University, Kirksville, Missouri, EUA;

(3) Professor de Administração de Empresas, Texas Tech University, Lubbock, Texas, EUA;

(4) Professor, Departamento de Saúde, Exercício e Ciências do Desporto, Texas Tech University, Lubbock, Texas, EUA

AGRADECIMENTOS

Dedico esta tese aos meus queridos pais Jean-Marie Brismee e Josette Jacobs. Ambos vivem na Bélgica e sempre me encorajaram e apoiaram em tudo o que fiz. Estou-lhes muito grato por tudo o que sou hoje. Agradeço também ao meu irmão Jean-Lou Brismee pelos constantes encorajamentos que me deu.

Agradeço profundamente ao meu presidente, Mike Bobo, Ph.D., pelo seu apoio e orientação ao longo deste projeto. Gostaria também de agradecer a Karen Meaney, Ed.D., e a Jacalyn Robert, Ph.D., pelo seu apoio e sugestões muito úteis enquanto membros do comité. Gostaria também de expressar o meu profundo apreço a Ronald Bremer, Ph.D., estatístico, professor associado de Administração de Empresas, por ter dedicado horas do seu tempo aos processos de resolução de problemas e à resolução e interpretação da análise de sobrevivência, bem como a Doug Hubbard, M.S., analista programador no Texas Tech University Health Sciences Center, que voluntariamente processou e programou as estatísticas descritivas e dedicou muito do seu tempo a responder às múltiplas questões que lhe coloquei. Tenho muito respeito pelo seu conhecimento e trabalho. Para além disso, agradeço a Tom Shires, M.D., pelas valiosas sugestões que me deu relativamente à análise dos dados de sobrevivência, e a Daniel Burchfield, M.D., Ph.D., James Slauterbeck, M.D., Herb Jensen, Ph.D., e Ramesh Tharoor, M.S., pelo seu apoio e conselhos úteis. Agradeço também a assistência prestada por Roy Wolfe, Ph.D., que orientou

Evonne Bird, M.S., que administrou diligentemente a maior parte dos questionários e testes de elevação deste estudo. A minha gratidão estende-se a Jane Gillit, que na altura do estudo estava a gerir o Departamento de Pessoal do Centro Médico da Universidade, que me ajudou a recolher os dados dos funcionários e me disponibilizou os ficheiros de lesões dos funcionários, e a Libby Hooker, especialista em aplicações do Departamento de Sistemas de Informação , que me autorizou a aceder à informação dos funcionários por computador. Este projeto de investigação não teria sido possível sem a sua ajuda. Também gostaria de agradecer muito especialmente à minha querida amiga, Roxanne Lloyd, que sempre foi tão querida e apoiou o meu trabalho. Por último, agradeço a Eaon e Jocelan Cockings, e a Ann Parsons pelo seu apoio e revisão minuciosa, e a Cynthia Chambers que dactilografou esta tese tão bem e com tanta paciência.

ÍNDICE DE CONTEÚDOS:

RESUMO

Foi realizada uma investigação longitudinal prospetiva para avaliar a eficácia das medidas de força de elevação e das variáveis epidemiológicas como factores de previsão de futuras notificações de lesões profissionais nas costas numa população hospitalar. O objetivo do estudo era determinar se algumas destas variáveis poderiam ser utilizadas eficazmente como ferramentas de rastreio pré-contratação para prevenir a ocorrência de lesões profissionais nas costas através de uma seleção cuidadosa dos trabalhadores. Uma coorte de 1.011 funcionários do hospital e novos candidatos a emprego voluntariaram-se para participar no estudo. Os dados demográficos e antropométricos foram registados e a força de elevação dinâmica dos indivíduos foi avaliada utilizando um protocolo normalizado. Três indivíduos relataram uma lesão nas costas devido ao teste de elevação dinâmica e procuraram assistência médica. Durante mais de 3 anos de observações de acompanhamento, 35 indivíduos apresentaram uma queixa de lesão nas costas. Foram efectuados procedimentos de estatística descritiva e de análise de sobrevivência, e foi construído um modelo preditivo multivariável numa forma de regressão progressiva. Os resultados indicaram que os indivíduos com maior força de elevação apresentavam um risco significativamente maior de sofrer lesões nas costas do que os indivíduos mais fracos; a interpretação deste resultado exigiu cautela devido à presença de factores de confusão como o sexo, o peso e a altura. O facto de ser enfermeiro e fumador também foi associado a um risco significativamente maior de lesões posteriores nas costas. Verificou-se também que a distribuição dos dias de ausência do trabalho devido a lesões nas costas era altamente enviesada, com dois casos que representavam 84% do tempo total de ausência do trabalho; no entanto, não existia qualquer preditor específico destas duas lesões, o que sugere que poderá não ser viável visar seletivamente estas lesões de custo elevado. Concluiu-se que a utilização de testes padronizados de capacidade de elevação dinâmica deve ser descontinuada para o rastreio pré-contratação, devido a questões de segurança e legais e à sua ineficácia na previsão de lesões profissionais nas costas num hospital. Sugeriu-se que as medidas preventivas, como a intervenção ergonómica, os programas educativos específicos, os programas de aptidão física e de gestão do stress e as campanhas antitabágicas, fossem o foco de uma intervenção hospitalar para diminuir a ocorrência de lesões profissionais. A cooperação entre a medicina e a indústria deve ser o objetivo para tentar reduzir a perda financeira resultante dos cuidados médicos.

CAPÍTULO 1

INTRODUÇÃO

As doenças das costas tornaram-se uma grande preocupação económica e de saúde para as nações industrializadas do mundo e são o problema de saúde mais dispendioso no grupo etário dos 30 aos 50 anos, bem como a principal causa de limitações de atividade em pessoas com menos de 45 anos (Kelsey et al., 1978). O custo total da dor lombar nos Estados Unidos foi estimado em mais de 50 mil milhões de dólares por ano (Frymoyer & Cats-Baril, 1991).

Uma vez que os problemas de costas ocorrem maioritariamente durante a vida ativa, têm constituído uma grande preocupação para a indústria (Anderson, 1981; Battie & Bigos, 1991; Troup et al., 1981). Consequentemente, foram desenvolvidos diferentes tipos de programas na tentativa de prevenir lesões nas costas no local de trabalho. Os programas na indústria têm-se centrado na melhoria das medidas de segurança, na formação em técnicas de elevação corretas e na identificação de indivíduos que se pensa estarem em maior risco de desenvolverem lesões nas costas, através de medidas como exames físicos pré-contratação e rastreio de raios X (Anderson, 1981; Battie & Bigos, 1991; Bigos et al., 1992b; Owen & Damron, 1984). No entanto, o crescimento do problema nas últimas décadas atesta a ineficácia desses programas. De 1956 a 1976, os subsídios de invalidez da Segurança Social para doenças das costas aumentaram quase 2700%, e a incidência de problemas incapacitantes das costas está a aumentar a um ritmo superior ao de outras doenças músculo-esqueléticas (Battie et al., 1989a).

Mais recentemente, os factores ou capacidades físicas individuais, como a força, a flexibilidade e a aptidão física, foram alvo de atenção no que diz respeito à prevenção da lombalgia (Battie et al., 1989a, 1990a; Bianco et al., 1994; Biering-Sorensen, 1984; Cady et al., 1979; Chaffin, 1974; Chaffin et al., 1978; Keyserling et al., 1980; Mostardi et al., 1992; Nachemson & Lindh, 1969).

A força tem sido estudada extensivamente, como um componente importante na prevenção de doenças das costas, com base na premissa de que os indivíduos mais fracos podem ser mais propensos a lesões nas costas do que os indivíduos mais fortes. Existe alguma controvérsia sobre a relação entre a força de elevação e a ocorrência de lesões nas costas.

Chaffin, Herrin e Keyserling (1978) concluíram que a probabilidade de um trabalhador sofrer uma lesão nas costas ou uma doença músculo-esquelética aumenta quando os requisitos de elevação no trabalho se aproximam ou excedem a capacidade de força demonstrada pelo indivíduo numa simulação isométrica do trabalho. No entanto, um estudo efectuado por Battie et al. (1989a) concluiu que, ao examinar cada elevação isométrica separadamente como fator de previsão de dores nas costas, os trabalhadores com maior força isométrica corriam um risco significativamente maior do que os trabalhadores mais fracos. Finalmente, uma publicação de Mostardi e colaboradores (1992) indicou que a força de elevação isométrica era um fraco fator de previsão de lesões lombares subsequentes em enfermeiros.

É importante encontrar uma forma de diminuir a incidência de problemas de costas na profissão de cuidados de saúde, selecionando os trabalhadores para tarefas de manuseamento específicas, uma vez que uma análise multiestatal do risco de lesões nas costas entre grupos de trabalho revelou que quatro das primeiras sete profissões que apresentavam o maior risco de lesões nas costas relacionadas com o trabalho eram profissões de cuidados de saúde (Jensen, 1987). Os resultados do seu estudo também indicaram que a ordem de classificação do rácio de incidência de lesões nas costas estava relacionada com a exposição à movimentação de cargas.

Objetivo do estudo

Tem sido efectuada uma quantidade considerável de investigação sobre a elevada incidência de problemas de costas na indústria (em especial nos trabalhadores que manipulam materiais). Estes estudos tentaram identificar os factores físicos individuais que predizem os trabalhadores com maior risco de lesões nas costas (Battie et al., 1991). Outras profissões, como as profissões ligadas aos cuidados de saúde, receberam menos atenção do que a profissão industrial. Até à data, apenas foi encontrado um estudo que analisou o valor preditivo da força de elevação de enfermeiros testada isocineticamente para futuras lesões nas costas (Mostardi et al., 1992).

O objetivo deste estudo é avaliar se a capacidade de elevação testada pelo modelo de gravidade-inércia (o modelo de gravidade-inércia é explicado no capítulo seguinte "Definição de termos") é um indicador de relatórios de lesões profissionais nas costas numa população hospitalar. Outras variáveis epidemiológicas, como a idade, o sexo, a altura, o peso, a categoria profissional, o tabagismo e a história prévia de dores nas costas, também serão examinadas numa tentativa de identificar a sua relação com a incidência de lesões nas costas.

Definição de termos

Dorso - A região posterior do tronco, desde as omoplatas até à bacia.

Dor nas costas - Qualquer dor nas costas. Caracteriza-se geralmente por uma dor contínua e surda e por uma sensibilidade nos músculos ou nas suas ligações nas regiões torácica, lombar, lombossacra ou sacroilíaca. A dor irradia frequentemente para a perna, seguindo a distribuição do nervo ciático. Este estudo considerou apenas as lombalgias de tipo "mecânico". A dor com origem em perturbações internas (causas ginecológicas ou do trato urinário) não foi incluída.

Grupos de emprego--Existiam 2 grupos de emprego: (1) o grupo de enfermagem, também designado por categoria profissional de enfermagem; e (2) o grupo de não enfermagem, também designado por categoria profissional de não enfermagem. Cada grupo de emprego era composto por várias categorias profissionais (consulte as páginas 32-33 para obter mais informações sobre as 12 categorias profissionais incluídas neste estudo).

Tempo de exposição - O período de tempo durante o qual cada sujeito foi incluído no estudo, desde o primeiro dia útil após o teste de elevação até ao último dia de inclusão no estudo. Foi calculado em meses.

O equivalente-It a tempo inteiro foi calculado multiplicando o tempo de exposição, expresso em meses, por 0,6 para cada trabalhador a tempo parcial e por 0,3 para cada trabalhador em regime de permanência. Foi utilizado para calcular a taxa de incidência anual de lesões nas costas, a fim de ter em conta o tempo de exposição reduzido dos trabalhadores a tempo parcial e em regime de permanência em comparação com os seus homólogos a tempo inteiro.

Exercício de gravidade/inércia - Utilizado para o teste de elevação. É o modo que mais se assemelha à elevação no mundo real, mas é muitas vezes confundido com o exercício isotónico. A força da gravidade é uma força constante para baixo durante todo o exercício. As forças de inércia são sentidas apenas durante os períodos de aceleração e desaceleração. Uma força isotónica permanece constante durante a aceleração e em todas as velocidades. Isto é confuso porque muitas pessoas consideram o exercício com pesos livres como isotónico, quando na realidade é equivalente à gravidade/inércia. Por isso, o termo gravidade/inércia foi utilizado para evitar a confusão deste conceito.

Exercício isocinético - A contração de um músculo durante a qual um peso ou resistência variável é movido a uma velocidade constante. A resistência aumenta à medida que a pressão muscular é aumentada.

Exercício isométrico - Contração de um músculo que não é acompanhada pelo movimento das articulações que normalmente seriam movidas pela ação desse músculo.

Requisitos de elevação - A quantidade de pesos que se esperava que os sujeitos levantassem nos seus testes de elevação por gravidade/inércia para cumprir os requisitos do seu trabalho. Esperava-se que as exigências de elevação fossem específicas do trabalho e foram determinadas pelo chefe ou diretor de cada departamento do University Medical Center (UMC), seguindo os critérios indicados pelo Departamento do Trabalho dos EUA nos níveis de exigência física do trabalho (1986) (ver Apêndice A), que são para a elevação ocasional (menos de 100 repetições por dia): (a) trabalho sedentário, 10 lb; (b) trabalho ligeiro, 20 lb; (c) trabalho médio, 50 lb; (d) trabalho médio-pesado, 75 lb; (e) trabalho pesado, 100 lb; e (f) trabalho muito pesado, mais de 100 lb. Os requisitos de elevação são descritos para cada categoria de trabalho no terceiro capítulo "Metodologia", páginas 32-33.

Categoria profissional de enfermagem - Este grupo profissional era composto por 4 categorias profissionais: (1) auxiliar de enfermagem (NA); (2) técnico de enfermagem (NT); (3) enfermeiro profissional licenciado (LVN); e (4) enfermeiro registado (RN).

Lesão profissional nas costas - Qualquer lesão nas costas relacionada com o trabalho.

<u>Pressupostos</u>

Os pressupostos básicos deste estudo foram que: (1) os sujeitos fizeram um esforço máximo durante o teste de capacidade de elevação; (2) o Lido Lift fabricado pela Loredan Biomedical

Incorporated mediu com exatidão a capacidade de elevação; (3) os sujeitos compreenderam o questionário; (4) os sujeitos compreenderam e seguiram as instruções para o teste de elevação; e (5) os sujeitos utilizados eram representativos da população pretendida.

Declaração das hipóteses

A hipótese era que: (1) haveria uma relação significativa entre a capacidade de elevação do sujeito e o tempo médio até que uma lesão ocupacional subseqüente fosse relatada; (2) o tempo médio até que uma reivindicação de lesão nas costas fosse registrada diminuiria significativamente quando os requisitos de elevação excedessem a capacidade de elevação demonstrada pelo indivíduo no teste de capacidade de elevação por gravidade/inércia; (3) haveria uma diferença significativa entre o tempo médio até que uma lesão ocupacional nas costas fosse relatada na categoria de trabalho de enfermagem em comparação com as outras categorias de trabalho do hospital; (4) não haveria uma diferença significativa entre o número médio de dias perdidos no trabalho devido a lesões profissionais nas costas na categoria de enfermagem em comparação com as outras categorias profissionais do hospital; e (5) não haveria uma diferença significativa no tempo médio até à apresentação de um pedido de indemnização por lesão nas costas entre os trabalhadores que referem um historial de dores nas costas e os que não têm historial de dores nas costas.

Delimitações

Este estudo foi limitado aos empregados e potenciais empregados (indivíduos ainda não contratados) do University Medical Center (UMC), Lubbock, Texas. O teste de capacidade de elevação foi um requisito do UMC, mas a participação nesta investigação foi voluntária.

As lesões profissionais nas costas foram analisadas a partir dos relatórios de incidentes registados na UMC. Este facto constituiu um limite à investigação, uma vez que um estudo de 1989 concluiu que apenas um terço dos enfermeiros que afirmaram ter tido episódios de problemas de costas profissionais apresentaram efetivamente um relatório de incidente (Owen, 1989).

Importância do estudo

Esta investigação foi realizada para avaliar a eficácia dos testes de capacidade de elevação e de outras variáveis epidemiológicas no reconhecimento de trabalhadores que possam estar em risco potencial de lesões nas costas e, por conseguinte, para poder tomar medidas de prevenção dessas lesões e proporcionar um ambiente de trabalho mais seguro aos trabalhadores. O objetivo a longo prazo deste tipo de investigação é estimar estatisticamente o grau e o tipo de risco que existe quando pessoas com determinadas caraterísticas são obrigadas a realizar um esforço num trabalho que excede a sua capacidade de força, medida por um teste normalizado de capacidade de elevação administrado no início do trabalho. Prevê-se que, com base nestes dados, seja possível efetuar uma seleção mais eficaz dos novos trabalhadores em função das suas funções, a fim de reduzir a incidência de lesões profissionais nas costas.

CAPÍTULO 2
REVISÃO DA LITERATURA

Introdução

Muitos dos resultados encontrados relativamente à previsão de lesões nas costas são difíceis de comparar devido às diferenças no tipo de população examinada, ao tipo de ocupação dos sujeitos e aos diferentes sistemas de classificação da força utilizados. Os estudos foram organizados em três secções: a primeira trata da capacidade de elevação como fator de previsão de lesões nas costas; a segunda avalia o tipo de trabalho e a função como factores de previsão de lesões nas costas; e a terceira secção analisa o historial de problemas nas costas para determinar o seu valor de previsão de lesões nas costas.

Capacidade de elevação como preditor de relatos de dores nas costas

A Classificação da Força de Elevação (LSR) é definida como o peso mais stressante levantado no trabalho (lb) dividido pela força de elevação na mesma posição de carga para uma pessoa grande/forte. Isto significa que, quando a LSR se aproxima de 1,0, apenas pessoas grandes/fortes podem levantar o peso no trabalho, de acordo com a disposição do local de trabalho e os procedimentos operacionais normais. A taxa de incidência de dor lombar foi investigada por Chaffin e Park (1973) utilizando a metodologia LSR. Os autores avaliaram 103 postos de trabalho com várias quantidades de levantamento de cargas com as duas mãos, para determinar os seus valores de LSR, e os 279 homens e 132 mulheres que ocupavam esses postos de trabalho numa grande empresa de fabrico de produtos electrónicos. Foram registadas as medidas antropométricas, bem como a história prévia de dor lombar, e foi feito um teste de elevação isométrica aos sujeitos, exigindo-lhes que demonstrassem a sua capacidade de elevação utilizando a posição da mão exigida na tarefa de elevação mais stressante do seu trabalho. Durante o período de um ano após a avaliação, foram registados os episódios de dor lombar no grupo. O principal resultado foi que a taxa de incidência de dor lombar estava fortemente associada a requisitos de elevação mais elevados, conforme determinado pela avaliação da localização e magnitude da carga levantada.[1] Os homens que trabalhavam acima dos valores de LSR de 0,8 tinham mais do dobro da taxa de incidência de dores lombares relacionadas com o trabalho do que os seus homólogos cujos valores de LSR eram inferiores a 0,8. Por outro lado, os resultados do teste de elevação indicaram que a ocorrência de lesões por dor lombar era relativamente igual para os indivíduos que exibiam mais força no teste do que a exigida na mesma postura no trabalho. A taxa de incidência de lesões lombares, no entanto, para os funcionários que não conseguiram demonstrar uma

---

[1]Don Chaffin referiu noutra publicação relativa à mesma amostra de investigação que as taxas de incidência de lombalgias para cada posto de trabalho foram regredidas para os rácios de força do posto de trabalho (que são os rácios do peso levantado em cada posto de trabalho para as forças médias dos trabalhadores em cada posto de trabalho respetivo), resultando numa regressão positiva estatisticamente significativa (a < 0,05) com r = 0,38, um valor que tinha pouco significado prático (Chaffin, 1974).

9

capacidade isométrica igual ou superior à exigida no trabalho foi aproximadamente três vezes maior do que para aqueles que conseguiram atingir forças de elevação superiores às exigidas no trabalho.

Os autores concluíram que a carga máxima levantada sem ter em conta a posição do corpo não estava bem correlacionada, por si só, com a taxa de incidência de lesões lombares. Salientaram também que a metodologia LSR poderia ser uma ferramenta eficaz para orientar os procedimentos de seleção dos trabalhadores e reduzir a incidência de lesões lombares.

Um estudo semelhante foi efectuado por Chaffin et al. (1978), que avaliou a praticabilidade e a eficácia potencial dos testes de força antes da entrada em serviço para reduzir a incidência e a gravidade das lesões nas costas em trabalhos de manuseamento de materiais. Antes do início da recolha de dados, foi efectuada uma avaliação biomecânica dos postos de trabalho conhecidos por terem requisitos de elevação moderados a elevados, a fim de identificar a tarefa de elevação mais extenuante em cada posto de trabalho. Todos os postos de trabalho incluídos no estudo tinham uma exigência de elevação de pelo menos 35 libras. Antes de serem colocados nos novos postos de trabalho, 446 homens e 105 mulheres foram submetidos a uma série de três testes de força isométrica dos braços, pernas e tronco e a um quarto teste de força isométrica, designado por Job Position Test, que reproduzia a localização das mãos, tal como exigido na tarefa de elevação mais desgastante. Durante o período de acompanhamento de 18 meses, todos os incidentes médicos foram documentados. Uma análise destes incidentes revelou que a probabilidade de um trabalhador sofrer uma lesão nas costas aumentava numa proporção de cerca de 3:1 quando os requisitos do trabalho se aproximavam ou excediam a capacidade de força demonstrada pelo sujeito numa simulação isométrica do trabalho. Uma vez que a força se encontrava fracamente associada a outros atributos pessoais (sexo, idade, peso e estatura), os autores concluíram que os empregadores deveriam implementar programas específicos de seleção e colocação de trabalhadores utilizando um critério de desempenho de força.

Keyserling e colaboradores (1980) utilizaram um modelo experimental muito semelhante para determinar se os testes de força isométrica eram eficazes na seleção de trabalhadores para trabalhos extenuantes. Foram estudados biomecanicamente vinte postos de trabalho conhecidos por terem elevados requisitos de força e elevadas taxas de incidentes médicos, numa fábrica de pneus e borracha, para identificar as tarefas críticas que exigem força. Foram concebidos quatro testes de força isométrica para simular estas tarefas específicas e foram estabelecidos critérios de desempenho para passar nos testes. Oitenta e um novos candidatos (54 homens e 27 mulheres) foram submetidos aos testes durante os seus exames de pré-colocação. Foram calculadas estatísticas descritivas para a altura, o peso, a idade e as classificações de força. Cinquenta e cinco indivíduos foram atribuídos a um grupo de controlo e 26 a um grupo experimental (seis não foram contratados para os 20 postos de trabalho estudados, quer por razões médicas, quer por não terem força suficiente para se qualificarem para os postos de trabalho). Observou-se que a taxa de incidência médica do grupo de controlo era mais de três vezes superior à taxa de incidência do grupo experimental. Utilizando o teste do qui-quadrado, esta diferença foi considerada significativa (p < 0,10). Concluiu-se que os testes de força isométrica são úteis na redução de lesões profissionais em indústrias com trabalhos extenuantes.

Cady e colaboradores (1979) avaliaram cinco medições de força e aptidão física e a subsequente ocorrência de lesões nas costas, no âmbito de uma indemnização por acidente de trabalho, em 1 652 bombeiros (com idades compreendidas entre os 20 e os 55 anos) durante um período de quatro anos.

As medições incluíram a flexibilidade da coluna vertebral, a força de elevação isométrica, a frequência cardíaca de recuperação de dois minutos após o exercício em bicicleta ergométrica, a pressão arterial diastólica a uma frequência cardíaca de 160 batimentos por minuto e o esforço de esforço medido no final de 20 minutos de exercício controlado pela frequência cardíaca. Foram estabelecidos três grupos de níveis de aptidão física através de técnicas de classificação e regressão multivariadas e a ocorrência subsequente de lesões nas costas foi analisada para os três grupos. Os resultados indicaram um efeito protetor gradual e estatisticamente significativo (nível de significância não indicado no estudo) para níveis crescentes de aptidão física e condicionamento (menos apto, 7,1% de lesões; apto médio, 3,2% de lesões; e mais apto 0,8% de lesões). O efeito protetor da força de elevação isométrica como fator isolado não foi avaliado no estudo. Concluiu-se que a aptidão física e o condicionamento dos bombeiros são factores de prevenção de lesões nas costas.

Bianco e colaboradores (1994), no segundo congresso conjunto das associações canadianas e americanas de fisioterapia, apoiaram os resultados de Chaffin et al. (1978) e Keyserling et al. (1980). Os autores avaliaram a eficácia dos testes de força isométrica como método de rastreio pré-contratação. Cento e quarenta e três potenciais trabalhadores do sexo masculino, com idades compreendidas entre os 18 e os 55 anos, foram submetidos a um teste de força isométrica em quatro posições padrão (chão, joelhos, nós dos dedos e cabeça) para adequar os trabalhadores a empregos específicos na indústria siderúrgica e de camionagem. Foi efectuada uma revisão dos ficheiros das duas empresas para analisar a incidência, o tempo de ausência do trabalho e os custos devidos a lombalgias ou lesões desde o início do rastreio pré-contratação. Os resultados da empresa siderúrgica indicaram uma diminuição de 84% na incidência de lesões lombares devidas a falhas físicas, o que foi estatisticamente significativo (p < 0,01) quando comparado com a incidência de lesões lombares antes do rastreio. A empresa de camionagem não registou qualquer lesão lombar antes ou depois do início dos testes. Concluiu-se que o teste de elevação isométrica como método de rastreio pré-contratação foi eficaz na diminuição da incidência de lesões lombares relacionadas com o trabalho devido a falha física.

Battie e colaboradores (1989a) examinaram a força isométrica de elevação numa população de trabalhadores industriais, com o objetivo de determinar se a força isométrica era preditiva de futuros problemas de costas. Dos 3.020 voluntários do estudo, 854 foram excluídos devido a rastreios cardiovasculares e a problemas significativos nas costas. Os restantes 2.178 trabalhadores foram submetidos a testes de força, incluindo 1.726 homens e 452 mulheres com idades compreendidas entre os 21 e os 67 anos. A força dos indivíduos foi avaliada em três posições padrão: a elevação do braço, a elevação do tronco e a elevação da perna. Durante o teste de força, cada trabalhador efectuou três esforços máximos voluntários em cada posição de teste. Os trabalhadores foram seguidos durante cerca de quatro anos por queixas subsequentes de dores nas costas comunicadas ao departamento médico da empresa. Os dados foram examinados utilizando regressão múltipla, análise de variância e análise de covariância. Ao examinar cada elevação isométrica separadamente como um fator de previsão de queixas de dores nas costas, os trabalhadores com maior força isométrica corriam um risco significativamente maior do que os trabalhadores mais fracos (os valores de p para a elevação do braço e da perna eram, respetivamente, 0,01 e 0,03). No entanto, após o controlo dos efeitos da idade, não se verificou uma correlação significativa entre a força e os problemas nas costas, embora continuasse a existir uma ligeira tendência (os valores de p eram, respetivamente, 0,18 e 0,44). Os autores concluíram que o teste geral de força isométrica de elevação não é eficaz na identificação de indivíduos com risco de problemas de coluna.

Finalmente, a força isocinética de elevação foi avaliada por Mostardi e colaboradores (1992) quanto ao seu valor preditivo de futuras lesões profissionais nas costas num período de acompanhamento de dois anos que envolveu 171 enfermeiras empregadas num hospital comunitário de cuidados terciários. A participação no estudo foi voluntária e foram excluídos do estudo todos os indivíduos que apresentavam dores nas costas no momento da apresentação para o teste ou que tivessem sido submetidos a cirurgia às costas ou sofrido uma lesão relacionada com as costas que resultasse em ausência do trabalho nos seis meses anteriores ao teste. O teste isocinético foi executado a uma velocidade de elevação de 30,5 cm/s e 45,7 cm/s. Foi preenchido um questionário epidemiológico pelos participantes. Dezasseis enfermeiros relataram lesões nas costas relacionadas com o trabalho durante o período experimental de dois anos. Utilizando o teste t de Student, não foi encontrada qualquer diferença significativa entre a força de elevação dos enfermeiros lesionados em comparação com os enfermeiros não lesionados. A análise estatística discriminada mostrou que nenhum dos factores epidemiológicos estava correlacionado com a incidência de lesões nas costas. Concluiu-se que, numa população de enfermeiras, a força de elevação, as variáveis demográficas e um historial de lesões nas costas eram fracos preditores de lesões nas costas subsequentes no trabalho.

<u>Tipo de trabalho e função como preditores de relatos de dores nas costas</u>
<u>Dores de costas e profissões que implicam trabalho físico pesado na indústria</u>

Na sua revisão da literatura, Riihimaki (1991) citou muitos estudos transversais que relacionavam o trabalho físico pesado com a dor lombar.

Hult (1954), utilizando 1.193 homens suecos com diferentes profissões, indicou que a prevalência de problemas lombares era de 64,4% nos indivíduos que efectuavam trabalhos fisicamente pesados e de 52,7% nos indivíduos que efectuavam outros tipos de trabalho. As dores lombares graves foram registadas em 6,8% dos indivíduos que realizavam trabalhos físicos "ligeiros" e em 10,6% dos que realizavam trabalhos físicos "pesados". As diferenças são mais acentuadas quando se analisa o absentismo: 43,5% (pesados) contra 25,5% (leves) tinham faltado devido a dores nas costas.

Ikata (1965), num estudo que envolveu 1.110 trabalhadores japoneses em dez profissões, relatou uma prevalência pontual de ciática de 22,4% em profissões pesadas e 5,2% em profissões ligeiras, enquanto Magora (1970) encontrou dores lombares em 21,6% dos indivíduos que faziam trabalho industrial pesado e em 10,4% dos empregados bancários. Chaffin e Park (1973), num estudo anteriormente descrito (ver páginas 9-11), também referiram que a taxa de incidência de dores lombares estava correlacionada com requisitos de força de elevação mais elevados.

Bergquist-Ullman e Larsson (1977) acompanharam durante um ano 217 doentes que consultaram um centro de saúde devido a dores lombares numa fábrica da Volvo. Ao compararem os trabalhadores manuais com o pessoal de escritório, verificaram que os trabalhadores manuais apresentavam um episódio de dor significativamente mais longo e uma duração mais longa de baixa por doença. Obtiveram-se também relações altamente significativas entre estar de pé mais de quatro horas por dia e estar sentado menos de duas horas por dia e a flexão, torção, elevação, movimentos vigorosos e posturas fixas frequentes (p < 0,001).

Lloyd e colaboradores (1986) realizaram um inquérito por questionário a 360 mineiros de uma mina de carvão escocesa e a 181 trabalhadores de escritório. Os autores relataram que 69% dos mineiros e 58% dos trabalhadores de escritório tinham sofrido de dores nas costas em algum momento das suas vidas. Ao analisar a incidência de dores lombares num período de três meses anterior ao inquérito, os autores verificaram que 35% dos mineiros e 26% dos trabalhadores de escritório referiam dores lombares e que 32% dos mineiros e 14% dos trabalhadores de escritório tinham perdido tempo de trabalho, sendo a perda média de 9 dias por homem para os mineiros e de 16 dias por homem para os trabalhadores de escritório.

Riihimaki e colaboradores (1989) confirmaram esses resultados no seu estudo transversal por questionário que envolveu 2222 homens finlandeses representando três categorias profissionais: operadores de máquinas, carpinteiros e trabalhadores de escritório. Verificaram que a incidência de problemas lombares ao longo da vida era de 90% entre os operadores de máquinas e carpinteiros e de 75% entre os trabalhadores de escritório (p < 0,001).
A prevalência de dor ciática durante 12 meses foi superior a 29% para os operadores de máquinas e carpinteiros, em comparação com 19% para os trabalhadores de escritório (p < 0,001). A ocorrência ao longo da vida de lesões nas costas que resultaram em pelo menos 2 semanas de baixa por doença foi mais elevada entre os operadores de máquinas e carpinteiros (27% e 29%, respetivamente) do que entre os trabalhadores de escritório (7%).

Svensson e Andersson (1989) estudaram retrospetivamente, por questionário, uma amostra aleatória de 1.760 mulheres de 38 a 64 anos na Suécia. Registaram uma incidência de dor lombar ao longo da vida de 66%. Ao compararem diferentes grupos profissionais, encontraram a incidência mais elevada (> 72%) entre o pessoal de limpeza, os trabalhadores de cuidados de saúde ao domicílio e os professores. Numa análise univariada, os autores verificaram que a flexão para a frente mais frequente, o levantamento de pesos mais frequente, a maior permanência de pé e o trabalho mais monótono eram quatro variáveis significativamente associadas (p < 0,05) à dor lombar.

Goertz (1990) analisou a ficha clínica de 207 episódios de dor lombar relacionados com o trabalho no Estado do Minnesota. Os resultados revelaram que 56,5% dos doentes trabalhavam em empregos pesados, 24,2% em empregos moderados e apenas 9,2% trabalhavam em empregos muito pesados. A maior perda de tempo de trabalho ocorreu em indivíduos que trabalhavam num emprego pesado (4,7 dias de perda) ou num emprego muito pesado (14,5 dias de perda) em comparação com empregos leves e moderados (1,2 e 2,6 dias de perda, respetivamente).

Clemmer, Mohr e Mercer (1991) analisaram os custos e as circunstâncias de 543 lesões lombares relacionadas com o trabalho entre os trabalhadores de campo de uma empresa de perfuração de petróleo offshore. Verificaram que os trabalhadores que efectuavam o trabalho físico mais pesado apresentavam um risco mais elevado de lesões lombares e tinham mais do dobro da probabilidade de estarem associados a períodos de afastamento do trabalho.

Existem também alguns estudos em que o trabalho físico pesado não está associado a dores nas costas. Partridge e Duthie (1968) compararam a prevalência de dor lombar em 206 estivadores (trabalho manual pesado) e 171 funcionários públicos (trabalho sedentário) que foram entrevistados e examinados por um médico. Não encontraram diferenças significativas entre os dois grupos no que respeita à prevalência de dores lombares.

Jennifer Kelsey (1975a, 1975b) publicou dois estudos que comparavam as caraterísticas de 217 indivíduos com hérnias discais lombares recentes com as caraterísticas de dois grupos de indivíduos emparelhados por sexo e idade sem hérnias discais lombares. Os resultados indicaram que as ocupações sedentárias aumentavam o risco de hérnia discal lombar, particularmente entre os indivíduos com 35 anos ou mais que tinham tido empregos sedentários durante pelo menos cinco anos. O autor concluiu que não havia provas de que as profissões que envolviam trabalho manual pesado, como levantar, empurrar, puxar ou transportar, apresentavam um maior risco de hérnia discal lombar aguda.

Sairanen e colaboradores (1981) investigaram a ocorrência de dor lombar em 226 lenhadores empregados em trabalhos de abate de árvores durante uma média de 20 anos e num grupo de referência de 98 indivíduos envolvidos em trabalho físico ligeiro ou actividades de escritório. Os autores não encontraram diferenças estatisticamente significativas entre os dois grupos no que respeita à ocorrência de dor lombar. No entanto, o tempo de ausência do trabalho devido a dores lombares foi significativamente mais longo para os trabalhadores das derrubadas do que para o grupo de referência.

<u>As dores de costas e os profissionais de saúde</u>

Numa análise da literatura, Jensen (1987) referiu uma grande quantidade de estudos que documentavam a elevada prevalência de dores lombares e as elevadas taxas de incidência de pedidos de indemnização dos trabalhadores por lesões lombares no pessoal de enfermagem. Alguns estudos compararam várias profissões no sector dos cuidados de saúde, enquanto outras publicações compararam as profissões de enfermagem com outras profissões fora do sector dos cuidados de saúde em termos de prevalência, incidência e incapacidade de dores nas costas. Por exemplo, Hefferin e Hill (1976) referiram que, no sistema de cuidados de saúde do VA, o pessoal de enfermagem constituía apenas 24,2% dos trabalhadores que prestavam cuidados aos doentes, mas que sofria cerca de 45% do total de lesões por dias de trabalho perdidos.

Hoover (1973) analisou 623 lesões relacionadas com o trabalho durante um período de um ano numa população hospitalar de aproximadamente 3500 trabalhadores. Do total de trabalhadores do hospital, 43% pertenciam à profissão de enfermagem e foram responsáveis por 67% das lesões por elevação. O serviço de limpeza foi o único outro departamento que contribuiu com uma quantidade significativa de lesões de elevação (cerca de 13%). O autor indicou que a enfermagem e as limpezas foram responsáveis por quase 80% de todas as lesões profissionais nas costas e que os dias perdidos no trabalho devido a lesões nas costas relacionadas com o trabalho representaram aproximadamente 40% do tempo perdido devido a todas as lesões.

Harber e colaboradores (1985) realizaram um inquérito por questionário a 513 enfermeiros registados e enfermeiros profissionais licenciados a tempo inteiro, bem como a 37 coordenadores de serviços de unidade a tempo inteiro num hospital universitário nos Estados Unidos. Os autores indicaram que 52% dos enfermeiros e 20% dos coordenadores dos serviços da unidade referiram ter tido dores lombares devido ao trabalho durante os seis meses anteriores. Durante o mesmo período, 9% dos enfermeiros referiram ter faltado ao trabalho devido a dores nas costas, e quase 2% referiram ter estado ausentes do trabalho pelo menos sete dias devido a esta causa. As actividades de enfermagem frequentemente referidas como causas de dores nas costas foram: levantar um doente da cama (48%), ajudar um doente a sair da cama (30%), deslocar a cama (27%), levantar um doente para uma maca (22%) e transportar equipamento com peso igual ou superior a 30 lb (10%).

Videman e colaboradores (1984) publicaram os resultados de um inquérito a 880 trabalhadores de enfermagem, todos eles mulheres, na Finlândia. Setenta e nove por cento dos enfermeiros qualificados e 85% dos auxiliares de enfermagem tinham tido pelo menos um episódio de dor lombar anteriormente. Os autores referiram que os auxiliares de enfermagem apresentavam uma prevalência significativamente mais elevada ao longo da vida e dias de incapacidade para as tarefas diárias devido a dores nas costas e ciática do que os enfermeiros qualificados, mas que não havia diferença entre as duas profissões em termos de incapacidade crónica.

Stubbs e colaboradores (1983) efectuaram um grande inquérito epidemiológico sobre o pessoal de enfermagem em quatro distritos do sistema nacional de saúde britânico. Indicaram que 40.000 enfermeiros relataram doenças causadas por dores nas costas todos os anos e que mais de 764.000 dias de trabalho foram perdidos anualmente como resultado, sendo 1 em cada 6 atribuídos a incidentes de manuseamento de doentes. Os autores constataram também que

43% dos enfermeiros sofrem de dores nas costas pelo menos uma vez durante um ano, mas não encontraram diferenças significativas na prevalência de dores lombares entre os grupos de pessoal de enfermagem.

Venning e colaboradores (1987) inquiriram 5.649 trabalhadores de enfermagem através de um questionário e acompanharam 4.306 deles durante um ano, registando a ocorrência de lesões nas costas. Quatro factores - área de serviço, levantamento de pesos, categoria profissional e lesões nas costas previamente comunicadas - foram considerados factores de previsão significativos de lesões nas costas. Os rácios de probabilidades ajustados observados foram de 4,26 para as áreas de serviço em que ocorriam mais levantamentos em comparação com as áreas em que ocorriam menos levantamentos, 2,19 para os levantamentos diários em comparação com os levantamentos ligeiros, ocasionais e não levantamentos, e 1,77 para os auxiliares de enfermagem em comparação com os enfermeiros registados e o pessoal de enfermagem supervisor. Os autores concluíram que as caraterísticas relacionadas com o trabalho, e não as caraterísticas pessoais, são os principais factores de previsão de lesões nas costas dos enfermeiros.

Os resultados indicaram que, das 21 profissões analisadas, os auxiliares de enfermagem, os enfermeiros práticos licenciados e os enfermeiros registados estavam entre as seis primeiras profissões com maior taxa de incidência de lesões nas costas. Ao estudar a profissão de enfermeiro separadamente, verificou que os auxiliares de enfermagem e de cuidados pessoais apresentavam a taxa de incidência mais elevada de lesões incapacitantes nas costas e que os enfermeiros práticos licenciados que trabalhavam em hospitais ocupavam o segundo lugar.

Garrett e colaboradores (1992) publicaram uma investigação que envolveu um grupo de 100 trabalhadores de enfermagem que comunicaram lesões nas costas relacionadas com o trabalho e uma amostra aleatória de 82 trabalhadores de enfermagem (grupo de controlo) que não comunicaram lesões nas costas. Os resultados mostraram que uma percentagem significativamente maior de enfermeiros do grupo com lesões nas costas era do sexo feminino e estava no seu posto de trabalho há menos tempo. Verificou-se uma percentagem significativamente mais elevada de enfermeiros do grupo com lesões nas costas empregados em unidades de cuidados prolongados, em comparação com o grupo de controlo. Não foram encontradas diferenças significativas na frequência ou na gravidade das lesões entre os enfermeiros registados, os enfermeiros práticos licenciados e os assistentes de enfermagem.

Foram efectuadas várias comparações entre as profissões de enfermagem e os trabalhadores fora do sector dos cuidados de saúde. Magora e Taustein (1969) indicaram os resultados de um inquérito multi-ocupacional em Israel que classificou os enfermeiros em segundo lugar em termos de prevalência de dores nas costas, depois dos trabalhadores da indústria pesada. Os agricultores, os trabalhadores da indústria ligeira, os condutores de autocarros, os funcionários dos correios, os bancários e os polícias ocupavam posições inferiores às dos enfermeiros.

Cust, Pearson e Mair (1972) compararam a prevalência de dor lombar em enfermeiros e professores num inquérito por questionário na Grã-Bretanha. Verificaram que a prevalência de dor lombar ao longo da vida era ligeiramente, mas não significativamente, mais elevada nas enfermeiras (34,6%) do que nas professoras (30,0%), bem como nos enfermeiros (45,9%) do que nos professores (38,6%). Ao comparar a prevalência de dor lombar ao longo da vida atribuída ao trabalho nas duas profissões, os autores verificaram que esta era significativamente mais elevada nas enfermeiras (19,9%) do que nas professoras (12,8%) e mais elevada, mas não significativamente devido às pequenas amostras, nos enfermeiros (32,4%) do que nos professores (12,2%).

Nos Estados Unidos, foram comunicados dois estudos retrospectivos relevantes de registos de pedidos de indemnização de trabalhadores. Klein, Jensen e Sanderson (1984) compararam profissões em termos do rácio de pedidos de indemnização de trabalhadores por lesões nas costas em relação às pessoas empregadas na profissão. Os seus resultados mostraram que, das 10 profissões com os maiores rácios de incidência, os auxiliares de enfermagem e os enfermeiros práticos licenciados ocupavam o quinto e o nono lugar, respetivamente. O estudo de Jensen (1987), descrito anteriormente (ver página 22), confirmou estes resultados, indicando que quatro das primeiras sete profissões que apresentavam o maior risco de lesões profissionais nas costas envolviam empregos na profissão de enfermagem.

<u>Histórico de problemas nas costas como preditor de relatos de dor nas costas</u>
Um historial de queixas nas costas foi reconhecido como um "indicador de risco geralmente aceite" ou um "forte indicador" de futuras perturbações nas costas em duas revisões alargadas da literatura recentes (Riihimaki, 1991; Battie et al., 1991).

Chaffin e Park (1973), num estudo anteriormente descrito (ver páginas 9-11), verificaram que os indivíduos que tinham sofrido um episódio de dor lombar durante o período de estudo de um ano tinham um número significativamente ($p < .025$) maior de episódios anteriores (a taxa média era três vezes maior) do que os seus colegas de trabalho que não tinham sofrido um episódio de dor lombar durante o período de estudo.

Biering-Sorensen (1983) relatou os resultados de um inquérito que envolveu 928 homens e mulheres acompanhados prospectivamente durante um ano relativamente à ocorrência de dores lombares. O autor indicou que quanto mais recente e frequentemente uma pessoa tinha tido dores lombares no passado, maior era a probabilidade de ter episódios de dores lombares no ano seguinte.

Venning e colaboradores (1987) indicaram, no seu estudo de acompanhamento de um ano com 4.306 enfermeiros, que um historial de lesões nas costas era um fator preditivo significativo ($p < 0,01$) de futuras lesões nas costas (consultar a página 22 para uma descrição mais pormenorizada do estudo). Os autores explicaram ainda que, uma vez que o historial de lesões nas costas era um fator preditivo na sua investigação e que o método de recolha de dados era feito por inquérito, a sua conclusão tinha de ser vista dentro dos limites da fiabilidade da recolha.

Ryden e colaboradores (1989) examinaram a relação entre lesões lombares em trabalhadores hospitalares e uma série de potenciais factores de risco. Oitenta e quatro casos de lesões lombares ocorridas num hospital foram comparados com 168 controlos correspondentes. Os autores encontraram como factores de risco para lesões lombares associações significativas com uma história de dor lombar ($p < .01$) e deslizamento de disco ($p < .0005$) por auto-relato.

Goertz (1990) analisou registos médicos de 207 pacientes com dor lombar relacionada com o trabalho para identificar indicadores de resultados de dor lombar aguda. O autor referiu que a perda de tempo de trabalho devido a lombalgia era significativamente maior nos indivíduos que tinham uma história prévia de lombalgia ($p < .002$).

Bigos e colaboradores (1992a) investigaram o valor prognóstico de diversas variáveis do historial médico passado para futuras dores nas costas em 1 569 trabalhadores do sector aeronáutico que foram seguidos durante aproximadamente três anos. Verificou-se que as seguintes variáveis eram preditores significativos de lesões nas costas: (1) utilização de mais medicação para as dores durante os dois anos anteriores ($p = 0,0062$); (2) antecedentes de cirurgia às costas ($p = 0,0084$); (3) antecedentes de consultas com um quiroprático ($p = 0,0055$); e (4) antecedentes de pedidos de indemnização dos trabalhadores por problemas nas costas ($p = 0,0027$).

Em contraste com os outros estudos, Mostardi e colaboradores (1992) não detectaram uma relação entre uma história prévia de dores ou lesões nas costas e futuras lesões lombares profissionais na sua investigação que envolveu 171 enfermeiras, seguidas durante um período de dois anos, durante o qual 16 enfermeiras sofreram uma lesão relacionada com as costas (ver página 15 para uma descrição mais pormenorizada do estudo). Os autores explicaram que, apesar de ter sido assegurada aos sujeitos a confidencialidade das informações que forneceram no estudo, a utilização de um questionário para obter o historial de lesões nas costas não excluía a possibilidade de lesões anteriores não declaradas no grupo dos lesionados.

Por último, Zwerling, Ryan e Schootman (1993) apresentaram os resultados de um estudo de caso-controlo que envolveu 8.183 novos funcionários dos correios. Durante um período de acompanhamento de cinco anos, 154 trabalhadores sofreram lesões lombares relacionadas com o trabalho e entraram no estudo, bem como 942 indivíduos de controlo que não sofreram lesões lombares. Os autores concluíram que existia uma associação altamente significativa entre uma história de incapacidade prévia e lesões lombares relacionadas com o trabalho, mas que uma história de lesão lombar aquando do exame pré-laboral não estava associada a lesões lombares. Os autores indicaram que a discrepância entre os seus resultados e os de outros estudos relativamente ao valor de um historial de lesões nas costas como preditor de futuros problemas nas costas poderia residir na subnotificação de lesões anteriores nas costas em exames de rastreio no seu estudo. Explicaram ainda que esta subnotificação poderia dever-se ao facto de a informação ter sido recolhida antes de os trabalhadores começarem a trabalhar e que poderiam estar preocupados com a possibilidade de lhes ser recusado o emprego devido ao seu historial médico.

<u>Resumo</u>

Tendo em conta a literatura anterior, é evidente que é necessário realizar mais investigação para determinar o valor prognóstico do teste de capacidade de elevação como um indicador fiável de relatos de dores nas costas. Alguns estudos indicaram que a probabilidade de um trabalhador sofrer uma lesão nas costas aumentava quando o requisito de elevação do trabalho se aproximava ou excedia a força de elevação isométrica do indivíduo (Chaffin & Park, 1973; Chaffin et al., 1978), enquanto outros estudos concluíram que os indivíduos com maior força isométrica corriam um risco significativamente mais elevado de reportar lesões nas costas do que os trabalhadores mais fracos (Battie et al., 1989a). Alguns estudos indicaram que os testes isométricos de elevação eram eficazes na redução da incidência de lesões profissionais nas costas (Bianco et al., 1994; Keyserling et al., 1980), enquanto outras investigações indicaram que os testes de elevação eram ineficazes na identificação de indivíduos em risco de lesões nas costas (Battie et al., 1989a; Mostardi et al., 1992).

A diferença entre estes resultados pode ser explicada pelo facto de os estudos de Battie et al. (1989a) e Mostardi et al. (1992) não terem comparado a força de elevação de um indivíduo com os requisitos do trabalho. Assim, é possível que um desajuste entre a força e as exigências do trabalho possa ainda ser um fator de queixas de dores nas costas. Este ponto necessita de uma investigação mais aprofundada. É necessário utilizar um método universal de classificação da força de elevação para que a comparação entre estudos possa ser mais exacta e fiável.

O trabalho físico pesado tem sido associado a uma elevada prevalência de problemas lombares em muitos estudos (Bergquist-Ullman & Larsson, 1977; Chaffin & Park, 1973; Clemmer et al., 1991; Goertz, 1990; Hult, 1954; Ikata, 1965; Lloyd et al, 1986; Magora, 1970; Riihimaki et al., 1989; Svensson & Andersson, 1989), mas alguns estudos não detectaram essa relação (Kelsey, 1975a, 1975b; Partridge & Duthrie, 1968; Sairanem et al., 1981).

Existe um grande consenso na investigação que indica que a profissão de enfermeiro tem uma elevada taxa de incidência de lesões nas costas em comparação com outras profissões hospitalares (Harber et al., 1985; Hefferin & Hill, 1976; Hoover, 1973; Jensen, 1987) e com outras profissões fora do sector dos cuidados de saúde (Cust et al., 1972; Jensen, 1987; Klein et al., 1984; Magora & Taustein, 1969). A maioria dos estudos também concluiu que os auxiliares de enfermagem estavam mais expostos ao risco de lesões nas costas do que os enfermeiros registados (Jensen, 1987; Venning et al., 1987), mas alguns estudos não apoiaram este conceito (Garrett et al., 1992; Stubb et al., 1983).

Por último, foi relatada uma grande quantidade de relações altamente significativas relativamente à história prévia de dores nas costas como potencial fator de risco de futuras lesões nas costas (Biering-Sorensen, 1983; Bigos et al., 1992a; Chaffin & Park, 1973; Goertz, 1990; Ryden et al., 1989; Venning et al., 1987), mas algumas publicações não detectaram essa associação (Mostardi et al., 1992; Zwerling et al., 1993).

CAPÍTULO 3

METODOLOGIA

Seleção dos sujeitos

O University Medical Center (UMC) de Lubbock, Texas, concordou em cooperar neste estudo prospetivo sobre factores preditivos de lesões nas costas. Todos os empregados e potenciais empregados[1] foram obrigados pelo UMC a efetuar um teste de capacidade de elevação, mas a participação no estudo foi voluntária e não houve qualquer remuneração financeira pela participação.

A UMC utilizou vários critérios de segurança para minimizar o risco de pôr em perigo a saúde dos indivíduos durante os testes. Antes do teste, os indivíduos foram obrigados a preencher um questionário. Todos os indivíduos que tivessem antecedentes de problemas cardiovasculares significativos (antecedentes de enfarte do miocárdio ou angina de peito), uma tensão arterial diastólica superior a 110 mm Hg ou uma tensão arterial sistólica superior a 160 mm Hg no momento do teste, antecedentes de cirurgia às costas, uma restrição médica para levantar pesos ou que estivessem grávidas, não podiam ser submetidos ao teste de força da UMC, a não ser que tivessem uma autorização escrita do seu médico para realizar o teste de capacidade máxima de elevação. Todos os indivíduos, incluindo os que não foram autorizados a efetuar testes de força, foram convidados a participar no estudo, preenchendo o questionário e

Os potenciais empregados eram indivíduos que se tinham candidatado a um emprego na UMC mas que ainda não tinham sido contratados. A capacidade de elevação dos sujeitos não autorizados a realizar testes de força foi registada como sendo de 0 lb neste estudo.

Durante um período de 14 meses, de agosto de 1991 a outubro de 1992, a capacidade de elevação de 1.062 indivíduos foi avaliada no Centro de Medicina Desportiva da UMC. Os sujeitos foram informados pela UMC sobre os objectivos e riscos associados aos testes de elevação e por um dos investigadores sobre os objectivos e riscos do projeto de investigação, tal como exigido pelo Comité Universitário para a proteção de sujeitos humanos, antes de assinarem os formulários de consentimento escrito (ver Apêndices B e C). Mil e onze indivíduos deram o seu consentimento escrito para participar no estudo.

Instrumentos de teste e recolha de dados

O questionário utilizado neste estudo foi desenvolvido pelos investigadores em cooperação com a UMC para registar os dados demográficos e as informações médicas necessárias relativas aos indivíduos, permitindo um rastreio de problemas de saúde que pudessem pôr em risco os indivíduos durante os procedimentos de teste (ver Apêndice D). O questionário incluía informações sobre a história clínica anterior, restrições médicas para a realização dos testes, história de dores nas costas, atributos individuais (por exemplo, idade, sexo, raça), tipo de trabalho e função. A regularidade e a intensidade do exercício físico e o consumo de cigarros também faziam parte das informações incluídas no questionário.

Os resultados dos testes de capacidade de elevação, os requisitos de elevação para o trabalho, a utilização de uma mecânica corporal adequada antes dos testes de elevação e a ocorrência de dores nas costas durante ou após os testes também foram registados para cada indivíduo.

O equipamento utilizado pela UMC para testar a capacidade de elevação dos sujeitos consistia no Lido Lift fabricado pela Loredan Biomedical Incorporated (Califórnia). Desde a data do teste até 1 de janeiro de 1995, foram registados os relatórios de incidentes de lesões nas costas relacionadas com o trabalho apresentados pelos indivíduos no departamento de pessoal do UMC, bem como o tempo perdido no trabalho devido a problemas nas costas. O estatuto profissional de cada indivíduo (a tempo inteiro, a tempo parcial, de serviço) e o tempo que cada indivíduo esteve empregado no UMC também foram monitorizados. Se o indivíduo mudasse de estatuto profissional ou de tipo de emprego, continuava a ser incluído no estudo, mas era-lhe atribuído um número de classificação adicional. Para o estudo, os postos de trabalho foram classificados em 12 categorias com os seguintes requisitos de elevação:

1. Auxiliar de enfermagem (40 lb),
2. Técnico de enfermagem (40 lb),
3. LVN (40 lb),
4. RN (exceto cargos de gestão) (40 lb),
5. Paramédico e técnico de emergência médica envolvido nos cuidados ao doente (100 lb),
6. Actividades que impliquem a manipulação e a elevação de doentes, com exceção das categorias 1 a 5 (40 lb) (ver Apêndice E),
7. Cargos de direção (10 lb) (ver apêndice E),
8. Trabalhos de escritório que envolvem maioritariamente a posição sentada (£10 lb) (ver Apêndice E),
9. Trabalhos que implicam a elevação mínima de objectos e a não manipulação de doentes (2 10 lb - s 20 lb) (ver Apêndice E),
10. Trabalhos que envolvem a elevação moderada de objectos e a não manipulação de doentes (50 lb) (ver Apêndice E),
11. Trabalhos de limpeza (20 lb) (ver apêndice E), e
12. Empregos dos Serviços de Alimentação e Nutrição (20 lb) (ver Apêndice E).

A situação profissional foi classificada em três categorias:

1. A tempo inteiro,
2. A tempo parcial, e
3. De prevenção.

O tempo de exposição no estudo foi calculado em meses para cada sujeito, utilizando o seguinte procedimento: um período de um dia a sete dias foi considerado como zero mês; um período de oito dias a 22 dias foi considerado como 0,5 mês; e um período de 23 dias até ao final do mês foi considerado como um mês. Para ter em conta o tempo de exposição reduzido dos trabalhadores a tempo parcial e em regime de permanência em comparação com os seus homólogos a tempo inteiro, o número total de meses em que cada sujeito foi incluído no estudo foi multiplicado por 0,6 para cada sujeito a tempo parcial e por 0,3 para cada sujeito em regime de permanência.[2]

A informação recolhida foi codificada e a chave do esquema de codificação que liga o nome de cada sujeito à informação obtida neste estudo foi destruída para garantir o anonimato.

Procedimento

Ao entrar no Centro de Medicina Desportiva para realizar o teste de capacidade de elevação exigido pela UMC, o sujeito foi apresentado a um dos investigadores. Nessa altura, foram explicados a natureza e o objetivo do teste de elevação e o formulário de consentimento foi apresentado e assinado por aqueles que concordaram em fazer o teste (ver Apêndice B).

Após o consentimento, foi aplicado o questionário de autoavaliação (ver Apêndice D) e o sujeito realizou o teste físico seguindo um procedimento padronizado. Todos os testes físicos foram efectuados pelos mesmos dois técnicos.[3] Foram registados a tensão arterial, a frequência cardíaca, o peso e a altura e os sujeitos realizaram um aquecimento de três minutos numa bicicleta estacionária com uma velocidade e resistência auto-ajustadas, seguido de uma sessão de 10 minutos de alongamentos padronizados para os músculos das costas e das pernas, dirigida pelo administrador do teste (ver Apêndice F).

De seguida, foi pedido a cada sujeito que calculasse o peso de uma caixa de 2,268 kg (5 lb) que se encontrava no chão. A frase "Pode dizer-me quanto pesa esta caixa?" foi utilizada para que o sujeito não desconfiasse que a qualidade da sua técnica de elevação (utilizando ou não uma mecânica corporal adequada) era de facto registada e não a estimativa correta do peso da caixa. O objetivo desta parte do teste era avaliar se os sujeitos estavam a utilizar técnicas de elevação adequadas quando não tinham instruções para o fazer.

Depois disto, foi utilizado um protocolo de elevação abrangente que utilizou movimentos isométricos, isocinéticos e de gravidade/inércia para induzir a capacidade máxima de elevação para testar o sujeito. Este protocolo foi baseado na investigação efectuada por Chaffin (1975), Chaffin et al. (1978), Snook (1978) e Battie et al. (1989a). A

---

[2]A quantidade exacta de horas trabalhadas por semana para cada sujeito a tempo parcial ou em serviço não estava acessível. O valor de 0,6 para os sujeitos a tempo parcial foi determinado com base em informações do centro de emprego da UMC que indicam que a maioria dos empregados a tempo parcial trabalha entre 20 e 28 horas por semana (um valor médio de 24 horas por semana = 0,6). O valor de 0,3 para os indivíduos em regime de permanência foi determinado de acordo com o mesmo procedimento.
[3]Os dois técnicos trabalhavam a tempo inteiro na UMC. Um deles era um treinador de atletismo licenciado e o outro era um fisiologista do exercício que fazia parte da equipa de investigação.

posição correta do corpo e as técnicas de elevação foram explicadas e demonstradas ao sujeito antes de cada teste de elevação. O teste de força isométrica foi executado em primeiro lugar. Foi pedido ao sujeito que puxasse a barra para cima, demorando um segundo a atingir o seu esforço máximo seguro, e que a mantivesse até receber instruções para a soltar. O sujeito foi informado de que cada esforço duraria cinco segundos e que deveria parar de puxar se sentisse algum desconforto. O sujeito tinha 30 segundos para descansar entre cada tentativa. As posições de teste utilizadas foram a elevação do braço e a elevação da perna, tal como descrito por Chaffin et al. (1978). Para a elevação do braço, o indivíduo ficava ereto com os cotovelos fletidos a 90° e posicionados contra o tronco com os antebraços supinados. Para a elevação da perna, o indivíduo adoptava uma posição de cócoras com a perna ligeiramente abduzida, os joelhos fletidos a aproximadamente 90°, os cotovelos estendidos com a caixa a ser levantada posicionada entre os joelhos (ver Figura 3.1).

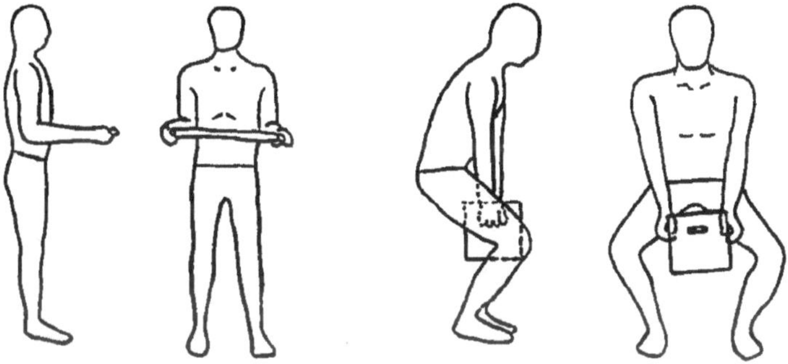

Figura 3.1. Posições padronizadas para o teste de força isométrica para a elevação do braço e da perna

Durante o teste de força, cada indivíduo efectuou três esforços máximos voluntários em cada posição de elevação. A média da força produzida nos três segundos consecutivos mais elevados de cada esforço foi calculada para classificar cada desempenho. A este teste seguiu-se o teste isocinético de elevação, que consistiu em cinco elevações máximas de 10,16 cm do chão até 91,44 cm do chão, a uma velocidade de 38,1 cm por segundo. As três melhores das cinco repetições foram selecionadas com base na força máxima gerada. A capacidade prevista foi então calculada a partir da média da elevação máxima isométrica prevista e da elevação máxima isocinética prevista. Este valor médio foi então utilizado como ponto de partida para a elevação máxima por gravidade/inércia (ver Figura 3.2).

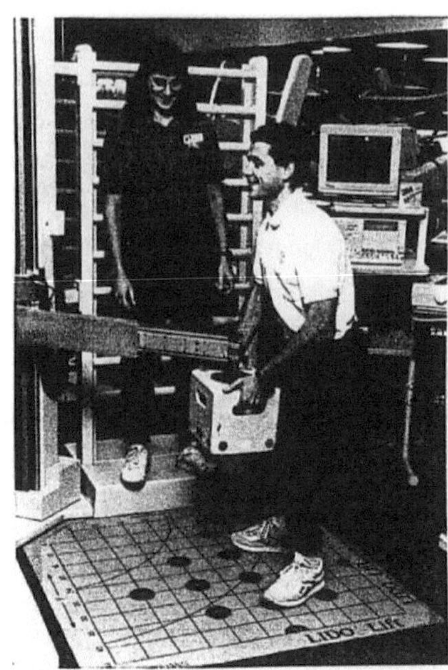

Figura 3.2. Fotografia de um indivíduo que efectua a elevação máxima por gravidade/inércia. A caixa está presa a uma barra que está ligada a um poste (à esquerda na imagem) e que por sua vez está ligada a um computador. Os resultados do teste são indicados no ecrã de um computador (à direita na imagem). O teste é efectuado por um técnico (escuro na imagem).

Se a caixa não fosse levantada com sucesso do chão até uma altura mínima de 45,72 cm (18 polegadas), o peso era automaticamente reduzido até que pudesse ser levantada.

Se a caixa fosse levantada com sucesso com uma aceleração superior a 0,33 g/s,[4] o peso era aumentado em incrementos de 5 lb (2,268 kg) até ser atingida uma elevação máxima com uma aceleração inferior ou igual a 0,33 g/s, até o indivíduo não conseguir levantar a caixa até à altura mínima prevista, ou até o técnico interromper o teste por razões clínicas.

A ocorrência de dores nas costas durante e após os testes foi registada perguntando aos sujeitos se tinham sentido dores nas costas. A realização do consentimento informado, do questionário, do registo dos dados, do aquecimento, dos alongamentos e do teste de capacidade de elevação durou aproximadamente 30 a 40 minutos. Todas as interações entre os investigadores e os participantes no estudo tiveram lugar no Centro de Medicina Desportiva da UMC.

A partir da data dos testes e até 1 de janeiro de 1995 (um período médio de cerca de dois

---

[4] Aceleração expressa em força da gravidade/seg.ond (g/s) = taxa de aceleração de um objeto largado em direção à terra. Neste estudo, é a <u>Força aplicada pelo sujeito - Peso da caixa</u>. Por exemplo, se um sujeito aplicar

Peso da caixa Uma força vertical de 60 lb para levantar uma caixa de 30 lb, a taxa de aceleração será
$\frac{\mathbf{60 - 30}}{\mathbf{30}} = 1$ g/s.

anos e nove meses), os trabalhadores foram seguidos em relação a queixas subsequentes de dores nas costas apresentadas como relatórios de incidentes no Departamento de Pessoal da UMC e em relação ao tempo perdido no trabalho devido a problemas nas costas.

Análise dos dados

Foram calculadas estatísticas descritivas (médias, valores mínimos e máximos e desvios-padrão) para cada sexo relativamente às medidas antropológicas (idade, altura, peso e índice de massa corporal). A capacidade de elevação, a necessidade de elevação, os rácios da capacidade de elevação dividida pelo peso corporal e da capacidade de elevação dividida pela necessidade de elevação, o tempo de exposição expresso em meses e o número de dias de ausência do trabalho devido a uma lesão ocupacional nas costas também foram avaliados nas estatísticas descritivas.

Foram efectuadas análises de frequência para cada sexo relativamente a variáveis categóricas (categoria profissional, grupo de emprego, situação profissional, antecedentes de dores nas costas, utilização de uma mecânica corporal adequada antes do teste de elevação, estatuto de fumador, ocorrência de relatórios de lesões nas costas e uma relação entre a capacidade máxima de elevação e o requisito de elevação de um valor inferior a 1[5]).

O teste t de Student para amostras independentes foi utilizado para comparar a capacidade de elevação dos indivíduos de cada género, para ambos os grupos de emprego. A análise de variância (ANOVA) seguida do teste post-hoc de Tukey-Kramer, que permite a desigualdade de tamanhos de amostra (Kirk, 1995), foi utilizada para determinar as diferenças nos valores de capacidade de elevação obtidos entre as categorias de emprego para cada género.

A análise das 5 hipóteses foi dificultada pela variável do tempo de exposição dos diferentes sujeitos. Esta variação deveu-se à entrada dos participantes no estudo ao longo do tempo, aos despedimentos, à cessação do contrato de trabalho e à mudança de categoria profissional e/ou de estatuto profissional durante o estudo. Assim, foram utilizados procedimentos de análise de sobrevivência ou métodos de análise de dados relativos ao tempo até ao acontecimento.[6] Este tipo de análise ajusta os efeitos do tempo de exposição e evita o enviesamento dos resultados devido a períodos de acompanhamento variáveis entre os participantes. O tempo de exposição foi a duração do emprego até ao momento da comunicação de uma lesão nas costas ou do último acompanhamento disponível. Uma caraterística específica dos dados de sobrevivência é a possibilidade de censura das observações, ou seja, o período de tempo efetivo até ao acontecimento (no estudo, o acontecimento é a ocorrência de uma lesão na coluna) não é observado. Estas observações são consideradas censuradas à direita, em comparação com as

---

[5]Um rácio entre a capacidade máxima de elevação e a necessidade de elevação de um valor inferior a 1 foi um dado importante a registar como parte do teste da segunda hipótese (ver página 6) relativamente à incidência de lesões nas costas quando a necessidade de elevação excedia a capacidade de elevação dos indivíduos.

[6] Para uma explicação pormenorizada dos procedimentos de análise de sobrevivência, consultar as publicações de Kalbfleisch e Prentice (1980) e Armitage e Berry (1994).

25

observações censuradas à esquerda, em que apenas se sabe que o tempo de vida é inferior a um determinado valor. A análise de sobrevivência tem em conta as observações censuradas, bem como as observações não censuradas.

O teste das hipóteses 1, 2, 3 e 5 (ver "Declaração das hipóteses", página 7) foi primeiro realizado de forma univariada para identificar possíveis factores de risco pessoais e profissionais. Com base nos resultados da análise de regressão univariada e uma vez que mais do que um fator pode influenciar a ocorrência de um relatório de lesão nas costas, foi efectuada uma análise multivariada utilizando um modelo de regressão forward stepwise para identificar o subconjunto ideal de variáveis independentes que melhor previam as lesões nas costas causadas pelo trabalho. Em primeiro lugar, foi selecionada a variável com maior poder de previsão (ou seja, o valor p mais baixo). Foram acrescentadas variáveis adicionais, uma de cada vez, ao modelo e, num determinado passo, foi acrescentada a variável com o valor p mais baixo, desde que p £ 0,05. O procedimento LIFETEST do SAS[1] foi utilizado primeiro como um teste não paramétrico para estimar a distribuição dos tempos de falha. A análise dos dados foi então efectuada utilizando o procedimento LIFEREG no SAS[7], que se ajusta a modelos de regressão univariados e multivariados e fornece informações adicionais sobre a inter-relação entre variáveis. Este procedimento ajusta modelos paramétricos a dados de tempo de falha que podem ser censurados à direita. Estes modelos são frequentemente designados por modelos acelerados de tempo de falha, uma vez que assumem que o efeito de variáveis independentes numa distribuição de tempo de evento é multiplicativo no tempo de evento. O procedimento LIFEREG resultou num valor X^8 e num valor p que foi considerado significativo a um nível≤ 0,05.

O teste da hipótese 4, relativa à diferença entre o número de dias de ausência do trabalho devido a um acidente de trabalho na categoria de enfermagem e nas outras categorias de trabalho do hospital, foi efectuado utilizando o modelo Tobit do procedimento LIFEREG, que é um modelo de regressão com dados censurados à esquerda. Este modelo foi utilizado devido à sua capacidade de diferenciar os valores zero "verdadeiros", que representariam os indivíduos que não se ausentaram do trabalho após sofrerem um traumatismo lombar profissional (= observação não censurada), em comparação com aqueles que teriam um valor zero devido à não ocorrência de um traumatismo lombar profissional (= observação censurada à esquerda). O valor de p resultante foi determinado como significativo a p≤ 0,05. Todas as análises estatísticas foram efectuadas com o Statistical Analysis System (SAS Institute, Inc., Cary, Carolina do Norte).

[7] Para uma explicação pormenorizada do procedimento LIFEREG, consultar o SAS/STAT User's Guide (1989).
[8] Para uma explicação pormenorizada do procedimento LIFEREG, consultar o SAS/STAT User's Guide (1989).

CAPÍTULO 4
RESULTADOS
Estatísticas descritivas

Dos 1011 indivíduos que se voluntariaram para participar neste estudo e realizaram o teste de capacidade de elevação, 36 não começaram a trabalhar na UMC e foram excluídos do estudo devido ao facto de não existirem dados de acompanhamento disponíveis. Uma vez que alguns dos 975 indivíduos restantes mudaram de estatuto profissional (ou seja, uma empregada doméstica a tempo parcial passa a empregada doméstica a tempo inteiro) e/ou de categoria profissional (ou seja, um técnico de enfermagem passa a enfermeiro registado) durante o período de acompanhamento, foi atribuído um número de estudo adicional a cada indivíduo para cada mudança de estatuto profissional e de categoria profissional.[9] Assim, o número de 975 indivíduos aumentou para 1152 números de estudo. Devido ao período de 14 meses durante o qual os voluntários entraram no estudo, e a ocorrências como rescisões de contrato de trabalho, transferências, mudanças de situação profissional e/ou de categoria profissional, o período de acompanhamento variou entre um mínimo de 8 dias e um máximo de 3,3 anos. O período médio de acompanhamento foi de 15,5 meses. O período médio de acompanhamento equivalente a tempo inteiro (consultar a "Definição de termos" na página 4 para obter uma explicação do equivalente a tempo inteiro), que tem em conta o tempo de exposição reduzido dos sujeitos a tempo parcial e em permanência em comparação com os seus homólogos a tempo inteiro, foi de 12,7 meses.

Três indivíduos relataram uma lesão nas costas devido ao teste de capacidade de elevação e procuraram assistência médica. Todos eles começaram a trabalhar sem demora. Um destes indivíduos recebeu um mês de tratamento de fisioterapia para a sua lesão nas costas e recuperou totalmente.

Com exceção de 15 indivíduos, todos puderam realizar o teste de elevação. Destes 15 indivíduos, 4 não puderam efetuar o teste devido a fraqueza nas pernas e/ou mecânica corporal inaceitável durante o teste, 7 não puderam ser testados devido a restrições médicas e 4 não puderam efetuar o teste devido a dores nas costas. A capacidade de elevação destes 15 indivíduos foi considerada como 0 lb neste estudo.

Dos 1152 indivíduos, 35% eram do sexo masculino e 65% do sexo feminino. A percentagem de sujeitos na categoria de enfermagem (categorias profissionais 1 a 4) e na categoria de não enfermagem (categorias profissionais 5 a 12) foi de 37% e 63%, respetivamente. Cinquenta e cinco por cento dos sujeitos eram empregados a tempo inteiro, contra 14% a tempo parcial e 31% em

---

[9] Os indivíduos que mudaram de categoria profissional e/ou de situação profissional foram mantidos no estudo para aumentar a duração da observação (tempo de exposição), que é um fator importante que aumenta a possibilidade de ocorrência de uma lesão nas costas. A razão pela qual atribuímos números de estudo adicionais a estes indivíduos foi o facto de estas duas variáveis (categoria profissional e situação profissional) terem de ser controladas devido ao seu potencial valor preditivo de lesões nas costas.

regime de permanência. Os fumadores representavam 23% dos indivíduos e 39% destes fumavam mais de um maço de cigarros por dia.

Quando os sujeitos não foram instruídos a utilizar uma mecânica corporal adequada para levantar uma caixa de 5 lb do chão, 59% dos sujeitos utilizaram uma mecânica corporal de elevação incorrecta. Menos de 2% dos sujeitos não foram capazes de levantar o peso necessário para o seu trabalho no teste de elevação por gravidade/inércia, enquanto mais de 98% dos sujeitos cumpriram os requisitos de elevação. 31% dos indivíduos referiram uma história prévia de dores nas costas. Durante o período de acompanhamento, foram registadas 35 lesões profissionais nas costas, o que representa uma incidência de lesões nas costas na população de 3% para um período médio de acompanhamento de 15,5 meses. A análise de frequência que indica as caraterísticas dos indivíduos é apresentada para toda a população e por género no Quadro 4.1.

A taxa de incidência anual de lesões profissionais nas costas[10] em trabalhadores equivalentes a tempo inteiro foi de 2,9%. Ao analisar a taxa de incidência anual de lesões profissionais nas costas por grupo profissional, verificou-se que o grupo dos enfermeiros tinha uma taxa de incidência de 4%, em comparação com 2,3% para o grupo dos não enfermeiros. Uma análise da taxa de incidência anual de lesões profissionais nas costas entre as 12 categorias profissionais indicou que os auxiliares de enfermagem ocupavam o primeiro lugar, com uma taxa de incidência anual de 7,5%, seguidos da categoria profissional 10, que envolvia a elevação moderada de objectos (6,3%), dos enfermeiros profissionais licenciados (4,8%), da categoria profissional 6, que envolvia a elevação e o manuseamento de pessoas (3,7%), dos paramédicos e técnicos de emergência médica (3,6%) e dos enfermeiros registados (3,2%). As outras categorias profissionais registaram uma taxa anual de

Tabela 4.1: Descrição geral do perfil da população com análise de frequência para toda a população de sujeitos e por género.

Variables	Number of Subjects	Percentage of Subjects	Percentage of Males as Compared to Entire Population	Percentage of Females as Compared to Entire Population
Gender				
Male	407	35.3	--	-
Female	745	64.7	--	-
Job Category				
1. Nurse Aide (NA)	130	11.3	3.1	8.2
2. Nurse Technician (NT)	59	5.1	0.9	4.3
3. Licensed Vocational Nurse (LVN)	69	6.0	1.0	5.0
4. Registered Nurse (RN)	173	15.0	2.3	12.7
5. Paramedic & Emergency Medical Technician (EMS)	43	3.7	3.0	0.7
6. Other Jobs Involving Patient's Handling Lifting	121	10.5	5.7	4.8
7. Management	20	1.7	0.6	1.1

[10] A taxa de incidência anual de lesões profissionais nas costas foi calculada dividindo o número de lesões nas costas comunicadas, multiplicado por 100 (=3500), pelo número de indivíduos incluídos no estudo (=1152). O valor resultante (=3,04) foi dividido pelo período médio de acompanhamento equivalente a tempo inteiro expresso em meses (=12,7 meses) para obter a taxa de incidência mensal de lesões nas costas (=0,24) e depois multiplicado por 12 para obter a taxa de incidência anual de lesões profissionais.

8. Clerical	111	9.6	2.0	7.6
9. Minimum Lifting	214	18.6	8.3	10.3
10. Moderate Lifting	15	1.3	1.0	0.3
11. Housekeeping	99	8.6	3.7	4.9
12. Food & Nutrition	98	8.5	3.7	4.8
Employment Group				
Nursing	431	37.4	7.2	30.2
Non-Nursing	721	62.6	28.1	34.5
Employment Status				
Full-Time	632	54.9	18.7	36.2
Part-Time	166	14.4	6.5	7.9
On Call	354	30.7	10.1	20.6
Smoking Status				
Non-Smoking	883	76.6	28.2	48.4
Smoking < 1 Pack/Day	165	14.3	4.9	9.4
Smoking $\geq$ 1 Pack/Day	104	9.1	2.2	6.9
Use of Proper Body Mechanics Prior to Lifting Testing				
Correct Body Mechanics	470	40.8	18.7	22.1
Incorrect Body Mechanics	682	59.2	16.6	42.6
Lifting Requirement/Lifting Capacity Ratio				
Ratio > 1	21	1.8	0.2	1.6
Ratio $\leq$ 1	1131	98.2	35.1	63.1
Prior History of Back Pain				
Yes	358	31.1	8.8	22.3
No	794	68.9	26.5	42.4
Reported Occupational Back Injury				
Yes	35	3.0	1.2	1.8
No	1117	97.0	34.1	62.9

A taxa de incidência de lesões nas costas é inferior a 3%, sendo a taxa mais baixa a do cargo de gestão sem qualquer lesão nas costas registada (0%) e a da categoria de empregada doméstica (1,3%).

Entre os enfermeiros, os auxiliares de enfermagem apresentaram uma taxa de incidência mais de duas vezes superior à dos enfermeiros registados e dos técnicos de enfermagem, e 1,5 vezes superior à dos enfermeiros profissionais licenciados. A taxa de incidência anual de lesões nas costas é apresentada no Quadro 4.2 por grupos de emprego e categorias profissionais.

Das 35 lesões nas costas comunicadas, 21 (60%) estavam relacionadas com situações em que se tratava de puxar, empurrar, levantar ou manipular uma pessoa e 8 (23%) com situações em que se tratava de puxar, empurrar, levantar ou manipular um objeto. As quedas e escorregadelas provocaram 5 (14%) lesões nas costas. Um indivíduo (3%) relatou uma lesão nas costas devido a um traumatismo direto (foi atingido por um doente). O número, a percentagem e o tipo de lesões de costas comunicadas por grupo profissional são apresentados no Quadro 4.3.

Dezenove (54%) dos 35 sujeitos que relataram lesão ocupacional nas costas não perderam tempo de trabalho devido à lesão nas costas. Dos 16 trabalhadores que se ausentaram do trabalho devido à ocorrência de uma lesão nas costas, 8 pertenciam à categoria de trabalho de enfermagem e 8 à categoria de trabalho não de enfermagem. A distribuição dos dias de trabalho perdidos é muito heterogénea, com 2 casos que representam 84% do tempo total de ausência ao trabalho. Um dos casos corresponde a um trabalhador que caiu nas escadas, sofreu uma fusão lombar e esteve ausente durante 385 dias úteis antes de regressar ao trabalho. O outro caso era o de um trabalhador que

Quadro 4.2: Taxa de incidência anual de lesões profissionais nas costas em trabalhadores equivalentes a tempo inteiro, ordenada por grupos de emprego e categorias profissionais.

Employment and Job Categories	Number of Subjects	Mean Full-Time Equivalent (Months)	Number of Reported Occupational Back Injuries	Annual Incidence Rate (per 100)	Rank
Employment Groups					
Nursing	431	10.4	15	4.02	1
Non-Nursing	721	14.2	20	2.34	2
Job Categories					
Nurse Aide	130	7.43	6	7.45	1
Moderate Lifting	15	12.76	1	6.27	2
Licensed Vocational Nurse	69	10.87	3	4.80	3
Jobs Involving Patient's Handling Lifting	121	13.40	5	3.70	4
Paramedic & Emergency Medical Technician	43	15.47	2	3.61	5
Registered Nurse	173	14.64	5	3.19	6
Nurse Technician	59	3.87	1	2.74	7
Food & Nutrition	98	10.68	2	2.29	8
Clerical	111	14.99	3	2.16	9
Minimum Lifting	214	16.57	6	2.03	10
Housekeeping	99	9.24	1	1.31	11
Management	20	26.63	0	0	12

Tabela 4.3: Número, percentagem e tipo de lesões profissionais nas costas comunicadas, por grupo de emprego.

Employment Group	Reported Occupational Back Injuries				
	Back Injuries Due to Lifting or Handling a Person	Back Injuries Due to Lifting or Handling an Object	Back Injuries Due to a Fall	Back Injuries Due to a Direct Trauma	Total

Nursing (N=431)	14 (40%)	0 (0%)	0 (0%)	1 (3%)	15 (43%)
Non-Nursing (N=721)	7 (20%)	8 (23%)	5 (14%)	0 (0%)	20 (57%)
Total (N=1152)	21 (60%)	8 (23%)	5 (14%)	1 (3%)	35 (100%)

relatou uma lesão nas costas após ter levantado um monitor. Este indivíduo sofreu uma lesão no pescoço que exigiu uma intervenção cirúrgica. Foi-lhe proposta uma intervenção cirúrgica às costas, mas ele recusou submeter-se a essa intervenção. Este indivíduo perdeu 540 dias de trabalho. Nunca mais regressou ao trabalho e encontra-se atualmente em situação de invalidez. Dos 14 indivíduos que restam e que constituem 16% do tempo total de ausência do trabalho devido a lesões profissionais nas costas, 3 perderam entre 20 e 60 dias de trabalho e 11 perderam menos de 13 dias de trabalho.

Comparando a categoria profissional de enfermagem com a categoria profissional não enfermeira, verificou-se que um trabalhador equivalente a tempo inteiro perdia, em média, 1,5 horas por ano de trabalho devido a uma lesão profissional nas costas para os enfermeiros, em comparação com um período médio de 10 horas por ano para os não enfermeiros. Excluindo os dois casos graves que faziam parte do grupo de trabalho dos não enfermeiros e que perderam mais de 350 dias de trabalho, o período médio de ausência do trabalho de um trabalhador equivalente a tempo inteiro devido a uma lesão profissional manteve-se em 1,5 horas por ano para os enfermeiros, em comparação com 1 hora por ano para os não enfermeiros.

A idade dos indivíduos variava entre os 17 e os 70 anos, sendo a média de idade de 28 anos para os homens e de 30 anos para as mulheres. A altura média dos homens e das mulheres era de 178 cm e 164 cm, respetivamente, e o seu peso médio era de 82 kg e 70 kg, respetivamente. O índice de massa corporal médio foi de 26 para os homens e as mulheres. A média da capacidade máxima de elevação no teste de elevação por gravidade/inércia foi de 56 kg para os homens e de 30 kg para as mulheres. O rácio médio da capacidade máxima de elevação pelo peso corporal foi de 0,7 para os homens e de 0,45 para as mulheres e o rácio médio da capacidade máxima de elevação pelo requisito de elevação foi de 5,1 para os homens e de 2,9 para as mulheres. As estatísticas descritivas (média, desvio padrão, valores mínimos e máximos) para as variáveis contínuas (idade, altura, peso, índice de massa corporal, capacidade máxima de elevação, classificação percentil média para o teste isométrico,[11] exigência de elevação, rácio da capacidade

---

[11] Os indivíduos que mudaram de categoria profissional e/ou de situação profissional foram mantidos no estudo para aumentar a duração da observação (tempo de exposição), que é um fator importante que aumenta a possibilidade de ocorrência de uma lesão nas costas. A razão pela qual atribuímos números de estudo adicionais a estes indivíduos foi o facto de estas duas variáveis

de elevação pelo peso corporal, rácio da capacidade de elevação pela exigência de elevação, duração do tempo de exposição no estudo e dias de ausência do trabalho) são apresentadas na Tabela 4.4 para toda a população. Os valores médios para as variáveis contínuas estão resumidos na Tabela 4.5 por grupo de emprego (enfermagem versus não enfermagem).

A análise da capacidade de elevação dos sujeitos indicou que o género teve a maior influência nas medidas de força, com as mulheres a obterem valores que eram aproximadamente 54% dos valores dos homens. O grupo profissional não afectou significativamente a capacidade de elevação dos sujeitos (p > 0,05)[12] com os homens a obterem um valor de 56 kg para enfermeiros e não enfermeiros e as mulheres a obterem um valor de 31 kg e 30 kg para enfermeiros e não enfermeiros, respetivamente. Uma análise mais aprofundada da capacidade de elevação por categoria profissional para cada género, utilizando a ANOVA, mostrou que existiam diferenças significativas entre a força média dos indivíduos incluídos nas diferentes categorias profissionais, tanto para as mulheres, $F (11, 733) = 3,73$, $p < 0,001$, como para os homens, $F (11, 395) = 4,08$, $p < 0,001$. A análise post-hoc de Tukey-Kramer revelou que, para as mulheres, a categoria de trabalho EMS tinha uma capacidade de elevação significativamente maior do que todas as outras categorias de trabalho a um nível de 0,05. Não foram encontradas diferenças significativas entre as outras categorias profissionais no que respeita à sua força. Para os homens, os resultados do teste de Tukey-Kramer indicaram que os homens da categoria profissional 5 (paramédicos e técnicos de emergência médica) eram significativamente mais fortes

Tabela 4.4: Dados antropométricos e demográficos para toda a população incluída no estudo com média, desvio padrão, valores mínimos e máximos.

Variables	Number of Subjects	Mean	Standard Deviation	Minimum	Maximum
Age	1152	29	9.07	16	70
Height (in.)	1152	66	3.81	54	79
Height (cm)	1152	169	9.68	137	201
Weight (lb)	1152	164	39.50	94	327
Weight (kg)	1152	74	17.92	42	148
Body Mass Index	1152	26	5.81	16	53
Lifting Capacity (lb)	1152	87	36.33	0	210
Lifting Capacity (kg)	1152	39	16.48	0	95

(categoria profissional e situação profissional) terem de ser controladas devido ao seu potencial valor preditivo de lesões nas costas.

[12]Valor de p obtido a partir do teste t de Student

Average Percentile Ranking (%)	1152	41	22.17	0	100
Lifting Requirement (lb)	1152	32	18.07	10	100
Lifting Requirement (kg)	1152	14	8.19	4.5	45.36
Lifting Capacity/Body Weight	1152	0.53	0.20	0	1.21
Lifting Capacity/Lifting Requirement	1152	3.64	2.67	0	17.4
Exposure Time (Months)	1152	15.6	11.91	0.5	40
Days Absent from Work	1152	0.96	19.65	0	540

Tabela 4.5: Valores médios dos dados antropométricos e demográficos por género e grupo de emprego.

Variable	Male Nursing (N=83)	Male Non-Nursing (N=324)	Female Nursing (N=348)	Female Non-Nursing (N=397)
Age	30	27	30	30
Height (in.)	70	70	65	64
Height (cm)	178	177	165	164
Weight (lb)	189	179	154	155
Weight (kg)	86	81	70	70
Body Mass Index	27	26	26	26
Lifting Capacity (lb)	123	123	68	66
Lifting Capacity (kg)	56	56	31	30
Average Percentile Ranking (%)	42	42	42	41
Lifting Requirement (lb)	40	32	40	22
Lifting Requirement (kg)	19	15	18	10
Lifting Capacity/Body Weight	0.67	0.71	0.46	0.44
Lifting Capacity/Lifting Requirement	3.03	5.61	1.72	3.84
Exposure Time (Months)	11.76	16.49	14.16	16.81
Days Absent from Work	0.18	1.67	0.16	1.23

do que os homens das categorias profissionais 11 (empregadas domésticas), 8 (escriturários) e 4 (enfermeiros registados), e que os homens da categoria profissional 11 (empregadas domésticas) eram significativamente mais fracos do que os homens das categorias profissionais 5 (paramédicos e técnicos de emergência médica), 1 (auxiliares de enfermagem), 9 (elevação mínima) e 6 (elevação de pacientes) a "= 0,05. Não foram encontradas diferenças significativas entre estas categorias profissionais e todas as outras categorias profissionais do hospital no que respeita à sua capacidade de elevação.

Entre os enfermeiros, não foram encontradas diferenças significativas, utilizando a análise post-hoc de Tukey-Kramer, entre a capacidade média de elevação das 4 categorias profissionais de enfermagem, tanto para homens como para mulheres. As Tabelas 4.6 e 4.7 resumem a capacidade de elevação de homens e mulheres por categoria profissional.

Introdução à <u>Análise de Sobrevivência</u>

As 5 hipóteses deste estudo foram testadas utilizando procedimentos de análise de sobrevivência. Uma caraterística comum dos dados de sobrevivência é a possibilidade de censura das observações. Para testar as hipóteses 1, 2, 3 e 5, em que a variável dependente era o tempo decorrido até à ocorrência de uma lesão profissional nas costas, recorreu-se à censura à direita das observações devido ao abandono do estudo ou à cessação da recolha de dados. Para os indivíduos que não comunicaram a ocorrência de uma lesão nas costas, apenas se sabia que o tempo de vida (ou o tempo até à ocorrência de uma lesão nas costas) excedia o valor determinado, mas o tempo de vida exato

Tabela: 4.6: Capacidade de elevação (em kg) dos homens por categoria profissional

Job Category	Number of Subjects	Mean	Standard Deviation	Minimum	Maximum
1. Nurse Aide	36	58.1	12.5	36.3	94.4
2. Nurse Technician	10	57.0	12.3	34.9	73.5
3. Licensed Vocational Nurse	11	58.0	14.8	26.3	78.5
4. Registered Nurse	26	51.5	8.2	37.7	69.9
5. Paramedic & Emergency Medical Technician	35	64.1	10.4	49.4	90.7
6. Other Jobs Involving Patient's Handling Lifting	66	57.4	17.3	0	95.3
7. Management	7	61.0	13.4	40.4	78.9
8. Clerical	23	50.9	9.5	30.4	62.6
9. Minimum lifting	96	57.5	13.8	31.3	90.7
10. Moderate lifting	11	54.3	11.5	38.6	72.1
11. Housekeeping	43	46.4	13.7	18.1	78.9
12. Food & Nutrition	43	55.5	13.4	20.4	94.3

Quadro 4.7: Capacidade de elevação (em kg) das mulheres por categoria profissional

Job Category	Number of Subjects	Mean	Standard Deviation	Minimum	Maximum
1. Nurse Aide	94	32.1	8.4	0	54.9
2. Nurse Technician	49	30.7	7.4	18.6	49.4
3. Licensed Vocational Nurse	58	29.6	9.3	0	50.8
4. Registered Nurse	147	30.3	8.9	0	60.8

34

5. Paramedic & Emergency Medical Technician	8	46.8	8.8	29.5	56.7
6. Other Jobs Involving Patient's Handling Lifting	55	31.5	9.4	0	52.2
7. Management	13	29.9	7.5	20.9	45.4
8. Clerical	88	29.2	7.7	6.8	44.9
9. Minimum Lifting	118	29.1	9.1	0	59.0
10. Moderate Lifting	4	27.4	4.5	23.1	32.2
11. Housekeeping	56	28.8	9.2	0	53.1
12. Food & Nutrition	55	29.0	9.2	0	58.1

permaneceu desconhecida. Assim, foi incorporada na análise uma variável adicional que indicava quais as observações que eram tempos de evento e quais eram tempos censurados.

Para o teste da hipótese 4, em que a variável dependente era o número de dias de ausência do trabalho devido a uma lesão profissional nas costas, a maioria das observações tinha um valor de zero e foi utilizada a censura à esquerda porque se sabia que a variável dependente era inferior a um determinado valor.

Os dados com observações censuradas não podem ser analisados ignorando as observações censuradas porque, entre outras considerações, os indivíduos com menor probabilidade de sofrer uma lesão nas costas têm, em geral, maior probabilidade de serem censurados. O método de análise deve ter em conta a censura e utilizar corretamente os valores censurados, bem como os valores não censurados.

Tipo de lesões ocupacionais nas costas examinadas

Uma vez que o principal objetivo deste estudo era determinar o valor da capacidade de elevação e de alguns factores epidemiológicos e antropométricos como preditores de lesões profissionais nas costas, a principal área de interesse foram as lesões nas costas associadas a actividades físicas diretamente relacionadas com o trabalho.

Nenhuma das lesões profissionais nas costas resultantes de quedas estava diretamente relacionada com uma tarefa profissional.[13] Por conseguinte, os dados dos indivíduos que apresentaram um relatório de incidente para uma lesão nas costas devido a uma queda foram eliminados deste estudo.

Uma lesão nas costas resultou de um traumatismo (um indivíduo que foi atingido por um doente). Uma vez que o objetivo deste estudo não era encontrar uma associação entre a ocorrência de um traumatismo e algumas caraterísticas específicas do sujeito, os

---

[13] A queda foi registada em 5 ocasiões como causa de lesões nas costas. Duas quedas ocorreram no parque de estacionamento do hospital, duas ocorreram por escorregamento num corredor e uma por queda nas escadas.

dados deste trabalhador foram também eliminados.

Por conseguinte, o número total de indivíduos incluídos na análise de sobrevivência foi de 1146, em comparação com os 1152 que participaram inicialmente neste estudo. O número de lesões profissionais nas costas examinadas na análise de sobrevivência foi de 29.

<u>Estimativa da distribuição de sobrevivência pelo procedimento LIFETEST</u>

Um primeiro passo na análise dos dados de sobrevivência foi a estimativa da distribuição dos tempos até à ocorrência de lesões nas costas (também designados por tempos de falha). Isto precisava de ser determinado para se poderem utilizar modelos paramétricos para os dados relativos ao tempo de falha.

A função de distribuição de sobrevivência (SDF), também designada por função de sobrevivência, foi utilizada para descrever o período de tempo decorrido até à ocorrência de uma lesão nas costas. A SDF avaliada no momento t era a probabilidade de um indivíduo ter um tempo de vida superior a t, expressa como

$$S(t) = Prob(T > t)$$

em que $S(t)$ é a função de sobrevivência e T é o tempo de vida de um sujeito selecionado aleatoriamente.

O procedimento LIFETEST do programa SAS foi utilizado para obter estimativas das distribuições de sobrevivência. O conjunto de dados de saída foi utilizado para produzir gráficos das estimativas. A utilização de uma distribuição exponencial para o tempo de sobrevivência foi considerada adequada quando o gráfico do logaritmo negativo da função de sobrevivência estimada em função do tempo apresentou uma linha aproximadamente reta que passa pela origem (Armitage & Berry, 1994).

Os Quadros 4.8 e 4.9 indicam as estimativas de sobrevivência do limite do produto obtidas com o procedimento LIFETEST para as categorias profissionais de enfermagem e não enfermagem, respetivamente.

A Figura 4.1 ilustra o gráfico das estimativas da função de sobrevivência (ou probabilidade estimada de não ocorrência de uma lesão nas costas) em função do tempo (ou duração da observação) expresso em meses, e a Figura 4.2 ilustra o gráfico do logaritmo negativo da função de sobrevivência estimada em função do tempo. O Grupo A representa a categoria profissional de enfermagem e o Grupo B a categoria profissional não enfermeira.

O gráfico do logaritmo negativo da função de sobrevivência estimada em função do tempo é aproximadamente linear passando pela origem e indica a adequação da utilização do modelo de distribuição exponencial nos procedimentos paramétricos de sobrevivência. O mesmo tipo de função de sobrevivência foi obtido para as outras variáveis independentes (capacidade de elevação, necessidade de elevação, sexo, tabagismo, história prévia de dores nas costas) e foi o principal fator que determinou a utilização do modelo de distribuição exponencial nos procedimentos de sobrevivência paramétricos utilizados para testar as 5 hipóteses deste estudo.

Quadro 4.8: Estimativas de sobrevivência do limite do produto obtidas com o procedimento LIFETEST para a categoria profissional de enfermagem[1]

Length of Observation (Months)	Estimated Probability of Survival	Estimated Probability of Failure (Back Injury)	Survival Standard Error	Number Failed	Number Left
0.00	1.0000	0	0	0	430
2.00	.	.	.	1	334
2.00	0.9940	0.00597	0.00421	2	333
5.50	0.9894	0.0106	0.00623	3	214
5.70	0.9846	0.0154	0.00782	4	206
6.00	0.9797	0.0203	0.00919	5	200
8.50	.	.	.	6	165
8.50	0.9679	0.0321	0.0123	7	164
13.50	0.9603	0.0397	0.0144	8	126
18.50	0.9512	0.0488	0.0169	9	104
20.00	.	.	.	10	69
20.00	0.9300	0.0700	0.0222	11	68
23.00	0.9176	0.0824	0.0251	12	74
27.50	0.9018	0.0982	0.0292	13	57
31.50	0.8684	0.1316	0.0432	14	26

[1]Apenas as observações não censuradas são apresentadas no quadro.

Quadro 4.9: Estimativas de sobrevivência do limite do produto obtidas com o procedimento LIFETEST para a categoria profissional não enfermeiro[1]

Length of Observation (Months)	Estimated Probability Of Survival	Estimated Probability of Failure (Back Injury)	Survival Standard Error	Number Failed	Number Left
0.00	1.0000	0	0	0	716
0.90	0.9985	0.00155	0.00155	1	645
1.00	0.9969	0.00311	0.00220	2	637
1.50	0.9953	0.00475	0.00274	3	609
2.00	0.9935	0.00650	0.00325	4	566
2.50	.	.	.	5	543
2.50	0.9898	0.0102	0.00414	6	542
2.55	0.9880	0.0120	0.00452	7	534
3.60	0.9860	0.0140	0.00493	8	494
5.00	0.9838	0.0162	0.00538	9	451
5.50	0.9816	0.0184	0.00581	10	441
9.00	0.9789	0.0211	0.00637	11	370
11.10	0.9760	0.0240	0.00699	12	334
13.00	.	.	.	13	310
13.00	0.9729	0.0271	0.00764	14	309
14.00	0.9697	0.0303	0.00827	15	302

Apenas as observações não censuradas são apresentadas no quadro.

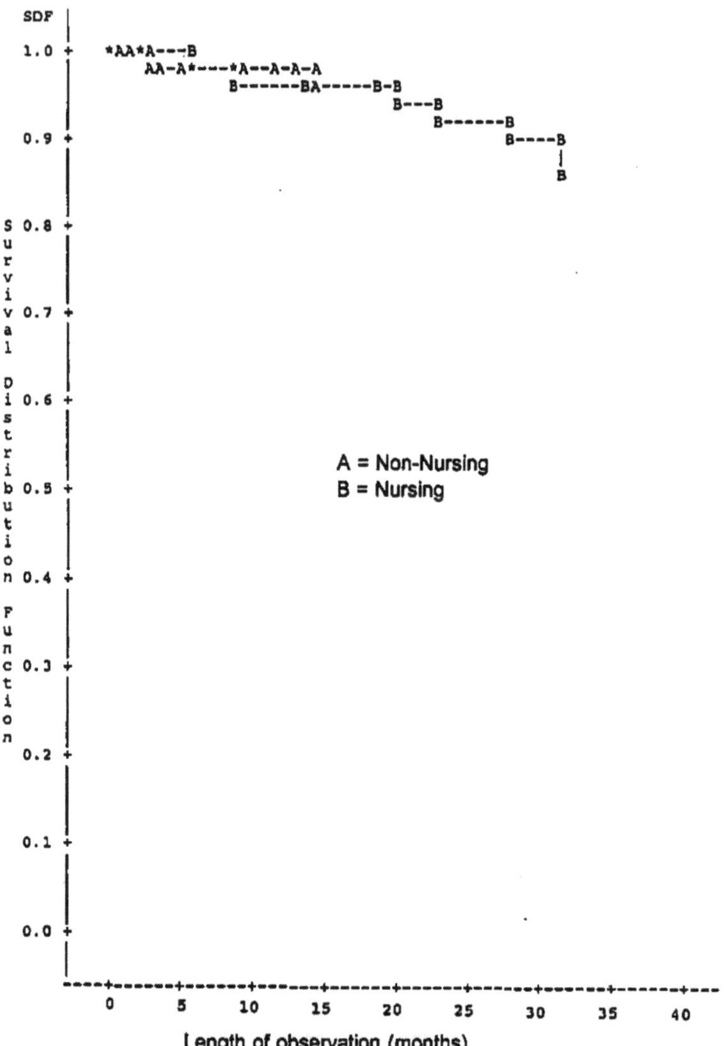

Figura 4.1. Gráfico das estimativas da função de sobrevivência (ou probabilidade estimada de não ocorrência de uma lesão nas costas) em função do tempo para as categorias profissionais de enfermagem e não enfermagem.

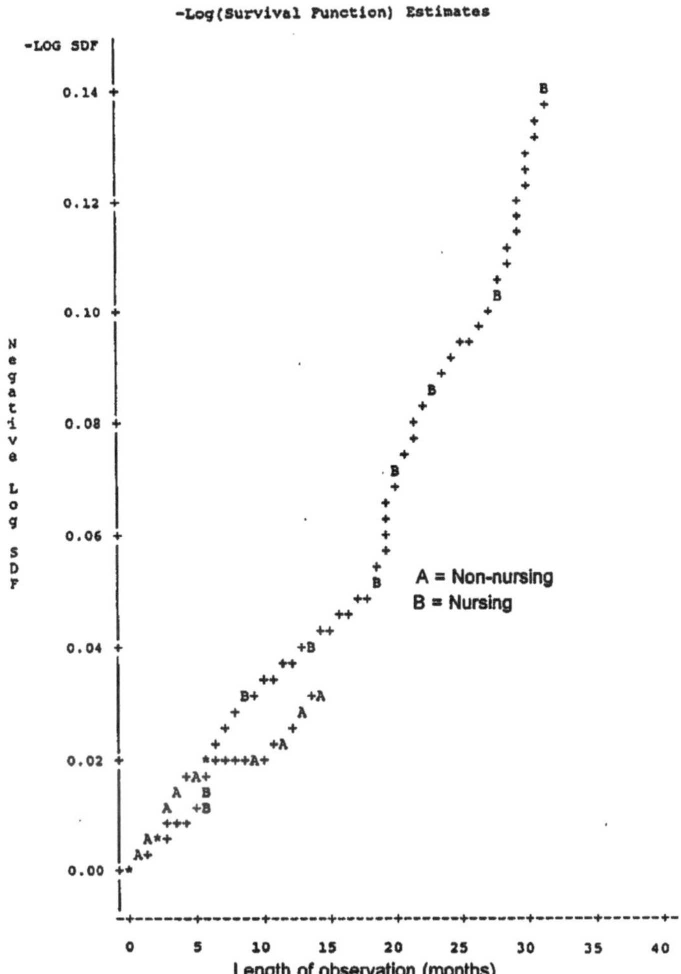

Figura 4.2. Gráfico do logaritmo negativo da função de sobrevivência estimada em função do tempo para as categorias profissionais de enfermagem e de não enfermagem.

<u>Análise univariada</u>

Foi utilizado um modelo paramétrico, o procedimento LIFEREG do programa SAS, para testar o efeito de cada variável independente, separadamente, no tempo decorrido até à comunicação de uma lesão nas costas. Este modelo foi utilizado para testar as hipóteses 1, 2, 3 e 5 relativas a: (1) a relação entre a capacidade de elevação e o tempo decorrido até à comunicação de uma lesão profissional nas costas; (2) a relação entre o rácio entre a capacidade de elevação e o requisito de elevação e o tempo decorrido até à comunicação de uma lesão profissional nas costas; (3) a diferença entre o tempo decorrido até à comunicação de uma lesão profissional nas costas na categoria de enfermagem em comparação com as outras categorias de trabalho do hospital; e (4) a diferença entre o tempo decorrido até à comunicação de uma lesão profissional nas costas nos trabalhadores que referem um historial de dores nas costas em comparação com os que não têm historial de dores nas costas.

Mais explicitamente, o modelo é

$$y = x\beta + \epsilon$$

em que y é o vetor do logaritmo da variável temporal do acontecimento, x é uma matriz de variáveis independentes, β é um vetor de parâmetros de regressão desconhecidos eϵ é um vetor de erros que se presume provirem da distribuição exponencial de base.

As 15 variáveis antropométricas e demográficas seguintes foram analisadas separadamente para verificar a sua associação com as lesões de costas reportadas no trabalho:

1. Género,
2. Altura (em cm),
3. Peso (em kg),
4. Índice de massa corporal,
5. Excesso de peso, sendo os indivíduos considerados com excesso de peso quando o Índice de Massa Corporal excedia 26,9 para as mulheres e 27,2 para os homens (Perri et al., 1992),
6. Capacidade de elevação (em kg),
7. Classificação do percentil médio, sendo os sujeitos que obtêm um valor inferior a 50 comparados com os outros sujeitos,
8. Rácio entre a capacidade de elevação e o peso corporal,
9. Relação entre a capacidade de elevação e a necessidade de elevação, sendo os valores iguais ou inferiores a 1,54 comparados com os valores superiores a 1,54,[14]
10. Rácio entre a capacidade de elevação e a necessidade de elevação, sendo os indivíduos que obtiverem um valor inferior a 1 comparados com os outros indivíduos,
11. Mecânica corporal, os indivíduos que utilizaram a mecânica corporal correta para levantar uma caixa de 5 lb do chão antes do teste de elevação foram comparados com os que não o fizeram,
12. Grupo de emprego, sendo o grupo dos enfermeiros comparado com o grupo dos não enfermeiros.
13. Estatuto de emprego, sendo os trabalhadores a tempo inteiro comparados com os trabalhadores não a tempo inteiro (a tempo parcial e em permanência),
14. O estatuto de fumador, sendo os fumadores comparados com os não fumadores, e
15. Antecedentes de lombalgia, sendo os indivíduos que tinham antecedentes de lombalgia comparados com os que não tinham.

---

[14] O valor de corte de 1,54 foi decidido em relação aos dados relatados por Chaffin et al. (1978), indicando uma redução do risco de lesões nas costas em aproximadamente 1/3 quando a exigência de elevação dos sujeitos era inferior a 65% da força isométrica máxima de elevação.

No procedimento LIFEREG deste estudo, a variável dependente foi o logaritmo do tempo decorrido até à comunicação de uma lesão na coluna. Os 29 indivíduos que sofreram um traumatismo lombar no trabalho apresentaram 29 valores não censurados e os 1117 indivíduos que não sofreram um traumatismo lombar no trabalho apresentaram 1117 valores censurados à direita, que representam o tempo decorrido até ao momento em que o traumatismo lombar não foi comunicado.

Os resultados da análise de regressão univariada mostraram que o grupo de trabalho foi o único fator significativo para prever o relato de lesões ocupacionais nas costas, sendo a categoria de trabalho de enfermagem significativamente (p < 0,05) mais propensa a relatar lesões nas costas do que a categoria de trabalho não de enfermagem. A capacidade de elevação e o tabagismo foram as únicas outras variáveis que se aproximaram da significância estatística (valores de p de 0,0634 e 0,0761, respetivamente). Os resultados da análise de regressão univariada são apresentados na Tabela 4.10.

Tabela 4.10: Análise de regressão univariada dos factores antropométricos e demográficos como preditores de lesões profissionais nas costas.

Variables	Estimate	X^2	P Values
Gender	-0.398	1.14	0.2861
Height	-0.031	2.65	0.1033
Weight	-0.014	2.55	0.1100
Body Mass Index	-0.025	0.83	0.3626
Overweight			
(Overweight vs. Not Overweight)	-0.244	0.20	0.6509
Lifting Capacity	-0.008	3.45	0.0634
Average Percentile Ranking			
(< 50 vs. ≥ 50)	0.588	2.50	0.1136
Lifting Capacity/Body Weight	-1.062	1.50	0.2208
Lifting Capacity/Lifting Requirement			
(> 1.54 vs. ≤ 1.54)	0.271	0.35	0.5540
Lifting Capacity/Lifting Requirement			
(< 1 vs. ≥ 1)	-21.996	9.70	0.9998
Body Mechanics			
(Correct vs. Not Correct)	0.038	0.01	0.9125
Employment Group			
(Nurses vs. Non-Nurses)	-0.754	4.11	0.0425*
Employment Status			
(Full-Time vs. Not Full-Time)	0.345	0.57	0.4511
Smoking Status			
(Non-Smokers vs. Smokers)	0.6788	3.14	0.0761
Prior History of Back Pain			
(No History vs. History)	0.139	0.13	0.7161

'Valor p significativo (< 0,05).

Análise multivariada

Utilizando o mesmo modelo paramétrico LIFEREG no programa SAS, os dados da análise univariada foram computados num modelo de regressão forward stepwise para identificar o subconjunto ideal de variáveis independentes que melhor previam lesões profissionais nas costas. Em primeiro lugar, foi selecionada a variável com maior poder de previsão (ou seja, o valor p mais baixo). Foram acrescentadas variáveis adicionais, uma de cada vez, ao modelo e, num determinado passo, foi acrescentada a variável com o valor p mais baixo, desde que p £ 0,05.

O primeiro passo no modelo multivariado consistiu em controlar o efeito da variável do grupo de emprego que tinha o nível mais elevado de significância resultante do modelo de regressão univariada. Os resultados deste primeiro passo são apresentados no Quadro 4.11. A capacidade de elevação (p = 0,0195) e a altura (p = 0,0460) foram factores significativos associados ao relato de lesões profissionais nas costas. O género (p = 0,0844), o peso (0,0873) e o tabagismo (0,0993) aproximaram-se da significância.

Uma vez que a capacidade de elevação foi a variável mais fortemente associada ao relato de lesões profissionais nas costas após o primeiro passo da análise multivariada, foi introduzida como a segunda variável controlada no segundo passo do modelo de regressão forward stepwise. Os resultados da segunda etapa da análise de regressão forward stepwise são apresentados na Tabela 4.12. A condição de fumador foi a única variável que acrescentou significativamente ao modelo a previsão de lesões profissionais nas costas (p = 0,0378). As outras variáveis que apresentaram um

Tabela: 4.11: Análise multivariada: valores de p resultantes do primeiro passo do modelo de regressão forward stepwise indicando os factores preditivos de lesões ocupacionais nas costas após o controlo do efeito da variável grupo de emprego.

Variables	P Values Employment Group	P Values Added Variable
Gender	0.0147	0.0844
Height	0.0192	0.0460*
Weight	0.0350	0.0873
Body Mass Index	0.0429	0.3672
Overweight	0.0376	0.5106
Lifting Capacity	0.0139	0.0195*
Average Percentile Ranking	0.0420	0.1121
Lifting Capacity/Body Weight	0.0224	0.1068
Lifting Capacity/Lifting Requirement (> 1.54)	0.0518	0.9821
Lifting Capacity/Lifting Requirement (< 1)	0.0382	0.9998
Body Mechanics	0.0405	0.7629
Employment Status	0.0433	0.4638
Smoking Status	0.0542	0.0993
Prior History of Back Pain	0.0402	0.6351

Valor p significativo (<0,05) para as variáveis adicionadas

Tabela 4.12: Análise multivariada: valores de p resultantes do segundo passo do modelo de regressão forward stepwise indicando os factores preditivos de lesões profissionais nas costas após o controlo dos efeitos das variáveis grupo de emprego e capacidade de elevação.

Variables	P Values Employment Group	P Values Lifting Capacity	P Values Added Variables
Gender	0.0154	0.1328	0.9346
Height	0.0122	0.1737	0.4163
Weight	0.0157	0.0670	0.3448
Body Mass Index	0.0157	0.0238	0.4825
Overweight	0.0139	0.0238	0.8101
Average Percentile Ranking	0.0167	0.0676	0.4444
Lifting Capacity/Body Weight	0.0150	0.0830	0.6526
Lifting Capacity/Lifting Requirement (> 1.54)	0.0198	0.0148	0.5003
Lifting Capacity/Lifting Requirement (< 1)	0.0142	0.0329	0.9998
Body Mechanics	0.0127	0.0184	0.6709
Employment Status	0.0140	0.0211	0.5289
Smoking Status	0.0169	0.0083	0.0378*
Prior History of Back Pain	0.0126	0.0180	0.5589

-Valor p significativo (< 0,05) para as variáveis adicionadas.

uma associação estatisticamente significativa na etapa anterior do modelo, como a altura, ou uma tendência, como o sexo e o peso, não acrescentaram mais capacidade de previsão ao modelo (valores de $p > 0,1$).

Uma vez que a condição de fumador foi a única variável significativamente associada ao relato de lesões profissionais nas costas após o segundo passo da análise multivariada, foi adicionada às variáveis do grupo de emprego e da capacidade de elevação no terceiro passo do modelo de regressão forward stepwise. Os resultados da terceira etapa da análise de regressão progressiva são apresentados no Quadro 4.13.

Nenhuma das variáveis introduzidas na análise no terceiro passo da regressão acrescentou mais poder de previsão ao modelo (valores de $p > 0,1$). O nosso modelo final que melhor previu a ocorrência de lesões profissionais nas costas incluiu o grupo de emprego, a capacidade de elevação e o estatuto de fumador.

Os cálculos dos valores de probabilidade de ocorrência de lesão ocupacional nas costas resultaram num valor de quantil estimado correspondente (reportado em meses). Os resultados destes cálculos encontram-se na Tabela 4.14 e indicam o valor da probabilidade para o quantil 0,1. Estes resultados mostraram que, num hospital, 10% (quantil 0,1) dos enfermeiros fumadores e capazes de levantar 100 lb sofreriam uma lesão profissional nas costas após um período estimado de 15 meses, mas que seria necessário um período estimado de 195 meses (mais de 16 anos) para que 10% dos enfermeiros não fumadores com uma capacidade máxima de levantamento de 40 lb sofressem uma lesão profissional nas costas.

Tabela 4.13: Análise multivariada: valores de p resultantes do terceiro passo do modelo de regressão forward stepwise que indica os factores preditivos de lesões profissionais nas costas, depois de controlados os efeitos das variáveis grupo profissional, capacidade de elevação e estado de fumador.

Variables	P Values Employment Group	P Values Lifting Capacity	P Values Smoking Status	P Values Added Variable
Gender	0.0202	0.0674	0.0381	0.9180
Height	0.0150	0.0896	0.0410	0.4629
Weight	0.0182	0.0334	0.0404	0.3774
Body Mass Index	0.0184	0.0106	0.0388	0.5032
Overweight	0.0173	0.0087	0.0349	0.6624
Average Percentile Ranking	0.0196	0.0334	0.0346	0.3941
Lifting Capacity/Body Weight	0.0175	0.0623	0.0398	0.7198
Lifting Capacity/ Lifting Requirement (> 1.54)	0.0227	0.0062	0.0375	0.4922
Lifting Capacity/Lifting Requirement (< 1)	0.0175	0.0144	0.0384	0.9998
Body Mechanics	0.0159	0.0080	0.0400	0.7526
Employment Status	0.0171	0.0093	0.0365	0.5019
Prior History of Back Pain	0.0153	0.0076	0.0400	0.6129

Tabela 4.14: Valores estimados dos quantis obtidos para o quantil = 0,1, indicando o período de tempo estimado (expresso em meses) necessário para que 10% da população do modelo preditivo final registe uma lesão profissional nas costas.

	Smoking			Non-Smoking		
	Lifting Capacity*			Lifting Capacity*		
	40	70	100	40	70	100
	Estimated Quantile Values*			Estimated Quantile Values*		
Nursing	34.1	22.9	15.4	77.4	52.0	34.9
Non-Nursing	86.0	57.7	38.8	195.3	131.1	88.0

"Capacidade de elevação expressa em libras.

"Valores de quantis estimados expressos em meses.

A análise do efeito de cada fator preditivo do modelo final sobre o risco de sofrer uma lesão ocupacional nas costas revelou que:

1. Os fumadores corriam mais do dobro (2,3 vezes) do risco de sofrer uma lesão nas costas do que os não fumadores;

2. Os enfermeiros corriam mais do dobro (2,5 vezes) do risco de sofrer uma lesão nas costas do que os não enfermeiros; e

3. Os indivíduos mais fortes (capacidade de elevação de 100 lb) corriam mais do dobro (2,2 vezes) do risco de sofrer uma lesão nas costas do que os indivíduos mais fracos (capacidade de elevação de 40 lb).

Verificou-se também que os enfermeiros fumadores que tinham uma capacidade de elevação elevada (100 lb) corriam um risco 12 vezes maior de sofrer lesões profissionais nas costas do que os enfermeiros não fumadores que tinham uma capacidade de elevação baixa (40 lb). Ao comparar os grupos de emprego e o estatuto de fumador para trabalhadores com a mesma força, verificou-se que os enfermeiros fumadores corriam um risco 5 vezes maior de apresentar um pedido de indemnização por lesões profissionais nas costas do que os não enfermeiros que não fumavam.

A Figura 4.3 ilustra o gráfico dos valores de probabilidade de .01 a .25 para as estimativas de quantis (expressas em meses) obtidas para os grupos de emprego de enfermagem e não enfermagem, fumadores e não fumadores, e valores de capacidade máxima de elevação de 40 e 100 lb.

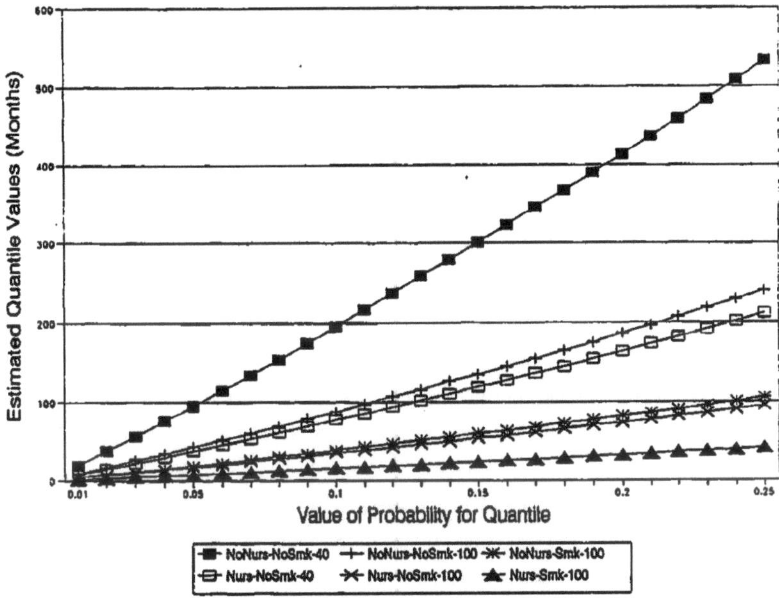

Figura 4.3. Gráfico dos valores de probabilidade para as estimativas de quantis, indicando o período de tempo estimado (expresso em meses) até que uma determinada percentagem (valor de probabilidade) de uma população sofra uma lesão nas costas, com comparações entre enfermeiros (Nurs) e não enfermeiros (NoNurs), fumadores (Smk) e não fumadores (NoSmk), e dois níveis de capacidade de elevação (40 e 100 lb).

O modelo Tobit

Como referido anteriormente, o modelo Tobit do procedimento LIFEREG foi utilizado para testar a hipótese 4 relativa à diferença entre o número de dias perdidos devido a uma lesão ocupacional nas costas na categoria profissional de enfermagem versus as outras categorias profissionais do hospital.

Este modelo de regressão permite a censura à esquerda das observações. A variável dependente foi o número de dias de ausência do trabalho devido a uma lesão profissional nas costas. Os 29 valores não censurados representam o número de dias de ausência ao trabalho dos 29 indivíduos que sofreram uma lesão profissional na coluna e os 1117 valores censurados à esquerda representam os indivíduos que não referiram uma lesão profissional na coluna. Tal como na análise utilizada para testar as hipóteses 1, 2, 3 e 5, apenas foram consideradas as lesões nas costas associadas a actividades físicas diretamente relacionadas com o trabalho, não tendo sido incluído um traumatismo ou uma queda como causa de uma lesão nas costas comunicada. Os resultados da análise Tobit indicaram que não havia uma diferença significativa entre as categorias profissionais de enfermagem e não enfermagem no tempo perdido no trabalho devido a uma lesão ocupacional nas costas ($p = 0,3206$).

Uma vez que a distribuição dos dias de trabalho perdidos se revelou altamente enviesada devido a 2 indivíduos que constituíam 84% do tempo total de trabalho perdido (ver "Estatísticas descritivas", página 47), a análise Tobit foi repetida com a exclusão desses 2 trabalhadores. Não foi encontrada nenhuma diferença significativa entre os dois grupos de emprego no número de dias de trabalho perdidos devido a uma lesão ocupacional nas costas ($p = 0,3107$).

<u>Resumo dos resultados</u>

As principais observações registadas nas estatísticas descritivas foram as seguintes

1. O teste de capacidade de elevação, tal como administrado neste estudo, não era seguro, uma vez que três indivíduos relataram uma lesão nas costas devido ao teste e procuraram assistência médica.
2. A média da capacidade máxima de elevação das mulheres foi de 54% da dos homens e não houve diferenças significativas na força entre os grupos de emprego para cada género.
3. Os paramédicos apresentaram a maior média de capacidade máxima de elevação entre as 12 categorias profissionais, tanto para homens como para mulheres, mas a significância só foi atingida para as mulheres.
4. A taxa de incidência anual de lesões profissionais nas costas em trabalhadores hospitalares equivalentes a tempo inteiro foi de 2,9%.
5. A taxa de incidência anual de lesões profissionais nas costas no grupo de trabalhadores de enfermagem foi 1,7 vezes superior à do grupo de trabalhadores não enfermeiros.
6. Entre as 12 categorias profissionais, os auxiliares de enfermagem registaram a taxa de incidência anual mais elevada de lesões profissionais nas costas (7,45%), que foi de mais do dobro das outras categorias profissionais, com exceção da categoria profissional que implica a elevação moderada de objectos e dos enfermeiros profissionais licenciados.
7. Sessenta por cento das lesões nas costas registadas estavam relacionadas com situações em que se tratava de puxar, empurrar, levantar ou manipular uma pessoa.
8. As quedas e escorregadelas foram responsáveis por 14% das lesões nas costas registadas.

9. A distribuição dos dias de ausência do trabalho devido a uma lesão profissional nas costas, que é também um indicador do custo das lesões nas costas, foi altamente enviesada, com 2 casos a representarem 84% do tempo total de ausência do trabalho.

Os resultados da análise de sobrevivência que testou as 5 hipóteses deste estudo foram os seguintes

1. A primeira hipótese afirmava que haveria uma relação significativa entre a capacidade de elevação dos indivíduos e o tempo médio até à ocorrência de uma lesão posterior nas costas. Os resultados deste estudo apoiam esta hipótese, indicando uma relação significativa, mas negativa, entre a capacidade de elevação e o tempo decorrido até à ocorrência de uma lesão nas costas. Isto indica que quanto mais forte era o indivíduo, mais curto era o tempo até ser comunicada uma lesão nas costas (ou mais provável era que o indivíduo sofresse uma lesão profissional nas costas), depois de controlado o efeito do grupo de emprego.

2. A segunda hipótese afirmava que o período de tempo até à apresentação de uma lesão nas costas diminuiria significativamente quando o requisito de elevação excedesse a capacidade de elevação do indivíduo. Os resultados deste inquérito não corroboram esta afirmação. Não se verificou qualquer diferença significativa na ocorrência de lesões profissionais nas costas entre os indivíduos que cumpriam os requisitos de elevação da sua função e os que não cumpriam. Também não foi encontrada qualquer diferença entre os indivíduos para os quais 65% da capacidade máxima de elevação era superior ao requisito de elevação para o seu trabalho e os outros indivíduos.

3. A terceira hipótese afirmava que haveria uma diferença significativa entre o tempo médio até que uma lesão ocupacional nas costas fosse relatada na categoria de trabalho de enfermagem em comparação com as outras categorias de trabalho do hospital. Os resultados deste estudo corroboram esta hipótese, indicando que o grupo de emprego foi um fator significativo de previsão de lesões nas costas. Mais concretamente, a duração estimada até à ocorrência de uma lesão nas costas no trabalho foi mais de duas vezes superior para os não enfermeiros em comparação com os enfermeiros. Os enfermeiros corriam um risco significativamente maior de sofrer uma lesão profissional nas costas do que os não enfermeiros.

4. A quarta hipótese afirmava que não haveria diferença significativa entre o número médio de dias de trabalho perdidos devido a lesões profissionais nas costas na categoria profissional de enfermagem em comparação com as outras categorias profissionais do hospital. Os resultados desta investigação corroboram esta hipótese pela ausência de diferença significativa entre o número de dias de trabalho perdidos devido a lesões profissionais nas costas dos enfermeiros e o dos não enfermeiros.

5. A quinta hipótese afirmava que não haveria diferença significativa no tempo médio até à apresentação de um pedido de indemnização por lesão nas costas entre os

trabalhadores que relatam um historial de dores nas costas e os que não têm historial de dores nas costas. Os resultados deste estudo corroboram esta hipótese, indicando que a história de dores nas costas não é um fator de previsão de lesões profissionais nas costas numa população hospitalar.

O modelo final resultante da análise multivariada e que identificou o subconjunto ideal de variáveis independentes que melhor previam a ocorrência de lesões profissionais nas costas incluía o grupo de emprego, a capacidade de elevação e o estatuto de fumador. As conclusões foram que os enfermeiros que tinham uma capacidade de elevação elevada (100 lb) e fumavam corriam um risco 12 vezes maior de sofrer lesões profissionais nas costas do que os não enfermeiros que tinham uma capacidade de elevação baixa (40 lb) e não fumavam.

CAPÍTULO 5
DISCUSSÃO

Durante as últimas quatro décadas, os custos dos cuidados de saúde têm sido dos que mais rapidamente aumentaram no mundo industrial. De 1956 a 1976, os prémios de invalidez da Segurança Social para doenças das costas aumentaram quase 2700% (Battie et al., 1989a). Em 1986, o custo total compensado de todos os problemas lombares nos Estados Unidos foi estimado em 11,1 mil milhões de dólares (Webster & Snook, 1990). Mais recentemente, Frymoyer e Cats-Baril (1991) estimaram o custo total das dores lombares nos Estados Unidos em mais de 50 mil milhões de dólares por ano. Outras publicações mostraram que, apesar de as lesões nas costas representarem 15-25% dos pedidos de indemnização dos trabalhadores, representavam 30-40% dos custos de indemnização dos trabalhadores (Klein et al., 1984; Spengler et al., 1986). Sendo o pagador final dos custos médicos e de incapacidade relacionados com as lesões profissionais nas costas, todas as empresas estão dispostas a instituir qualquer método de prevenção de lesões que possa ajudar a reduzir a perda financeira.

O University Medical Center (UMC) de Lubbock (Texas), um hospital com 275 camas que emprega aproximadamente 1 500 trabalhadores, foi a principal parte interessada neste projeto de investigação, devido ao aumento do custo dos pedidos de indemnização por lesões nas costas observado nesse hospital. Durante um período de um ano, de 1 de outubro de 1990 a 1 de outubro de 1991, foram registados no UMC 68 pedidos de indemnização por acidentes de trabalho, incluindo 21 (31%) de lesões relacionadas com as costas. O custo total destes acidentes de trabalho O valor das lesões relacionadas com as costas foi, no mesmo período, de 343.054 dólares, incluindo 109.130 dólares (32%) de lesões relacionadas com as costas. Isto explica por que razão a administração e a direção da UMC solicitaram ao departamento de Recursos Humanos, em conjunto com os departamentos de Pessoal e de Medicina Física, que desenvolvesse um rastreio pré-contratação centrado na seleção de trabalhadores com risco de lesões nas costas, a fim de tentar proteger melhor os trabalhadores, reduzindo a ocorrência de lesões nas costas e, por conseguinte, o custo das mesmas. A avaliação funcional de elevação utilizando o dispositivo Lido Lift fabricado pela Loredan Biomedical Incorporated foi escolhida como teste para selecionar novos candidatos para cada posto de trabalho, por várias razões:

1. Custo: o elevador Lido já se encontrava disponível na UMC, sem custos, no âmbito de um futuro programa de reforço das obras.
2. Segurança: os testes isométricos de elevação dos braços e das pernas demonstraram ser seguros (Battie et al., 1989a; Chaffin, 1974; Chaffin et al., 1978; Keyserling et al., 1980), bem como os testes isocinéticos (Mostardi et al., 1992), não tendo sido registadas lesões devido aos testes.
3. Praticidade: um técnico pode ser treinado para utilizar o aparelho durante uma sessão de um dia, e a administração do teste requer menos de 40 minutos por pessoa.
4. Fiabilidade: os testes de elevação produziram pontuações quantitativas da força física

de uma pessoa. As pontuações de força isométrica demonstraram ser reprodutíveis, com coeficientes de variação nas pontuações teste-reteste entre 10% (Chaffin, 1974) e 13% (Chaffin et al., 1978).

5. Teste de elevação dinâmica: uma das limitações do teste de elevação isométrica

   O modelo de previsão de força de elevação de cargas, descrito no Work Practices Guide for Manual Lifting publicado pelo U.S. Department Health and Human Services (1981), é que a maior parte das tarefas de elevação requerem determinadas quantidades de força dinâmica, dependendo da aceleração, desaceleração e velocidade do movimento. Se o modelo for utilizado para simular uma tarefa altamente dinâmica (i.e., uma tarefa com acções de empurrão), as previsões podem sobrestimar a capacidade dos sujeitos. Por conseguinte, o teste de elevação por gravidade/inércia foi utilizado neste estudo como a última parte do procedimento de teste, porque era o modo que mais se assemelhava à elevação no mundo real.

6. Previsão de futuras lesões nas costas: vários estudos que utilizaram testes de elevação revelaram que os trabalhadores com capacidades de força insuficientes para satisfazer os requisitos de força do trabalho corriam um risco acrescido de se lesionarem numa proporção de cerca de 3:1 (Chaffin & Park, 1973; Chaffin, 1974; Chaffin et al., 1978). Outras previsões apoiaram estes resultados, indicando que o teste isométrico de elevação era eficaz na redução da incidência de lesões profissionais em trabalhos extenuantes (Bianco et al., 1994; Keyserling et al., 1980).

Os resultados deste estudo não apoiam alguns dos pressupostos e conclusões de publicações anteriores relativamente à utilidade e às vantagens de um teste de capacidade de elevação dinâmica na previsão de futuras lesões profissionais nas costas.

A primeira grande preocupação dos testes refere-se à sua segurança. O protocolo de testes utilizado neste estudo seguiu as diretrizes dadas pelo fabricante do Lido Lift (Loredan Biomedical Incorporated), que utiliza testes isométricos, isocinéticos e de gravidade/inércia para prever a capacidade máxima de elevação. Nenhum dos sujeitos referiu dores nas costas após a parte isométrica do teste, mas 3 sujeitos referiram uma lesão nas costas devido à parte dinâmica do teste (isocinética e gravidade/inércia) e procuraram assistência médica. Por conseguinte, uma vez que a segurança de um teste físico é um dos factores essenciais citados no Work Practices Guide for Manual Lifting (1981) a considerar antes da administração de um teste, a avaliação dinâmica da elevação não deve ser defendida devido ao seu potencial risco de lesão dos sujeitos.

A segunda conclusão importante deste estudo está relacionada com as duas primeiras hipóteses relativas a: (1) a relação entre a capacidade de elevação dos indivíduos e a ocorrência de lesões profissionais nas costas; e (2) a relação entre a capacidade de elevação e a necessidade de elevação e a ocorrência de lesões profissionais nas costas. Os resultados indicaram uma relação negativa entre a capacidade de elevação dos indivíduos e o período de tempo decorrido até à ocorrência de uma lesão nas costas, o que significa que os indivíduos com maior força estavam mais expostos ao risco de sofrer uma lesão nas costas. Além disso, não foi encontrada qualquer relação entre o rácio capacidade de elevação por exigência de elevação e o tempo decorrido até à comunicação de uma lesão nas costas. Estes resultados não são concordantes com algumas das conclusões de investigações anteriores que indicavam que a probabilidade de um trabalhador sofrer uma lesão nas costas aumentava 3 vezes quando a exigência de elevação do trabalho se aproximava ou excedia a força de elevação do sujeito (Chaffin & Park, 1973; Chaffin, 1974; Chaffin et al., 1978) e que os testes de elevação eram eficazes na redução da incidência de lesões profissionais (Keyserling et al., 1980).

Vários factores metodológicos podem explicar as diferenças nos resultados obtidos. Uma diferença significativa entre este estudo e as investigações anteriores é o facto de apenas terem sido incluídos nestas investigações trabalhos extenuantes (Keyserling et al., 1980) ou trabalhos que envolviam um grau de elevação moderado a elevado, equivalente a um requisito mínimo de elevação de peso de 35 lb (Chaffin & Park, 1973; Chaffin, 1974; Chaffin et al., 1978). Neste estudo, todos os novos candidatos, incluindo os que se candidatavam a empregos sedentários (administrativos), empregos de gestão ou empregos que não envolviam qualquer tarefa de elevação ou envolviam um mínimo de tarefas de elevação, foram submetidos a testes de força sem considerar o grau de exigência de elevação do emprego. A disparidade dos resultados pode ser explicada, em parte, por esta diferença no tipo de empregos examinados, uma vez que o trabalho físico pesado tem sido associado a uma elevada prevalência de problemas lombares em muitos estudos (Bergquist-Ullman & Larsson, 1977; Clemmer et al., 1991; Goertz, 1990; RiihimSki et al., 1989). Neste estudo, 345 indivíduos estavam envolvidos em trabalhos que não envolviam qualquer levantamento ou envolviam um levantamento mínimo (<20 lb) e parece lógico que a capacidade de levantamento destes indivíduos não estaria relacionada com a ocorrência de lesões profissionais nas costas, uma vez que a maioria das lesões nas costas registadas (83%) neste estudo estavam relacionadas com algum tipo de tarefas de levantamento ou manuseamento.

Outra diferença notável na conceção da investigação anterior que apoiou a utilização de testes de elevação como um método válido de rastreio pré-emprego para reduzir a incidência de lesões nas costas é o facto de ter sido efectuada uma análise biomecânica de cada posto de trabalho pelo departamento de engenharia industrial (Chaffin & Park, 1973; Chaffin, 1974; Chaffin et al., 1978; Keyserling et al., 1986) antes do procedimento de testes de elevação. Cada trabalho foi dividido num conjunto de factores de exigência de força. Para cada um destes factores, foram registadas variáveis como a descrição da tarefa (i.e., levantar, puxar, empurrar) e da postura corporal adoptada durante a execução da tarefa (i.e., ficar de pé, sentar-se ou agachar-se), a força a exercer para executar a tarefa e a localização da carga ou a colocação da mão em relação aos pés, para a tarefa de elevação que exigia mais força. Os investigadores estabeleceram então uma bateria de quatro testes isométricos de elevação e utilizaram pelo menos um teste específico para um determinado posto de trabalho, designado por Job Position Strength Test. Este teste baseava-se na avaliação biomecânica do posto de trabalho e reproduzia a localização da mão que se considerava ser a mais exigente em termos de força no posto de trabalho em que o indivíduo estava a ser colocado. Chaffin e Park (1973), Chaffin (1974) e Chaffin et al. (1978) utilizaram o Sistema de Classificação da Força no Trabalho, que é um rácio da força média dos trabalhadores colocados num posto de trabalho dividido pelo requisito de força máxima do posto de trabalho, e é um indicador da quantidade de esforço físico durante o levantamento de pesos no seu posto de trabalho. Os autores consideraram "pouco stressados" os trabalhadores que obtiveram valores de força inferiores a 0,5, "consideravelmente stressados" os que obtiveram valores entre 0,5 e 1 e "excessivamente stressados" os que obtiveram valores superiores a 1. Por outro lado, Keyserling e colaboradores (1980) estabeleceram critérios de desempenho específicos para cada posto de trabalho para passar nos testes de elevação. Os novos candidatos que não satisfizessem os requisitos de força específicos do posto de trabalho não eram contratados para o posto de trabalho em causa, mas sim para qualquer novo posto de trabalho para o qual o candidato se qualificasse, com base nos resultados dos testes de elevação.

A metodologia utilizada nestas investigações é claramente diferente da utilizada no presente estudo. Não foi efectuada qualquer análise biomecânica dos postos de trabalho neste estudo. Os requisitos de elevação dos postos de trabalho foram determinados pelo chefe ou diretor de cada departamento do Centro Médico Universitário, seguindo os critérios indicados pelo Departamento do Trabalho dos EUA nos Níveis de Exigência Física do Trabalho (1986) (ver Apêndice A). Não foi incluído nenhum ergonomista qualificado na determinação dos requisitos de elevação. Não foi efectuada qualquer avaliação da tarefa de elevação mais extenuante de cada posto de trabalho e não foi estabelecido qualquer teste de elevação específico para cada posto de trabalho. Todos os procedimentos de teste foram normalizados e eram semelhantes para todos os postos de trabalho. A exigência de força foi a única variável que diferiu em determinados postos de trabalho. A validade do teste de elevação administrado neste estudo é questionável, uma vez que não era específico para cada função e não incluía uma análise biomecânica prévia das tarefas físicas da função. Isto é importante porque foi divulgado na literatura que a força numa postura de trabalho não pode ser usada para prever com precisão a força noutra postura (Laubach, 1976). Para além disso, Chaffin e colaboradores (1978) mostraram que um modelo simples baseado numa bateria de testes isométricos padronizados (que incluía testes de elevação de braços, pernas e tronco) podia explicar a maior parte da variabilidade da força na posição de trabalho, mas que permanecia uma elevada variância inexplicada de cerca de 27%, o que, segundo os autores, poderia impedir a utilização de testes padronizados como simulação adequada do trabalho real de um indivíduo. Como exemplo deste estudo, o procedimento de teste envolveu uma elevação isométrica, isocinética e por gravidade/inércia padronizada de uma caixa, que foi administrada de forma semelhante a todos os novos candidatos, sem ter em conta o tipo de emprego a que se candidatavam. Para serem registadas, as elevações efectuadas no teste tinham de ser biomecanicamente corretas. No entanto, a categoria profissional de enfermagem, por exemplo, envolve sobretudo levantar, puxar e manipular doentes e não levantar uma caixa. Além disso, os enfermeiros estão envolvidos em actividades de elevação em que a técnica de elevação preconizada "costas direitas, joelhos dobrados e junto ao corpo" nem sempre é possível e em que é necessário dobrar o tronco para a frente, sendo a distância horizontal entre os pés e a carga levantada superior à de uma postura óptima. Este facto levanta a questão da complexidade da conceção de testes de elevação normalizados válidos para trabalhos que envolvam a elevação e a manipulação de seres humanos. Até à data, não foi publicado nenhum estudo sobre testes de elevação específicos para enfermeiros e para trabalhos que exijam a elevação e a manipulação de seres humanos. As investigações anteriores que tiveram em consideração os requisitos de elevação e a capacidade de elevação foram todas efectuadas em ambientes industriais que envolviam trabalhos de manuseamento de materiais (Chaffin & Park, 1973; Chaffin, 1974; Chaffin et al., 1978; Keyserling et al., 1980).

Outra limitação deste estudo deve ser assinalada no que respeita à interpretação dos resultados do rácio entre a capacidade de elevação e a exigência de elevação, que não indicou qualquer relação com a incidência de lesões nas costas. Os requisitos de elevação foram determinados pelo chefe ou diretor de cada departamento sem a consulta de um ergonomista qualificado e alguns requisitos de elevação foram reduzidos e/ou normalizados para várias categorias profissionais para facilitar a transferência de trabalhadores para departamentos diferentes sem ter de voltar a testar os trabalhadores. É evidente que este facto põe em causa a qualidade da determinação das exigências de elevação, bem como a validade de tais medições. Por exemplo, todos os novos candidatos a empregos de enfermagem (enfermeiro registado [RN], enfermeiro profissional licenciado [LVN], auxiliar de enfermagem [NA] e técnico de enfermagem [NT]) tinham um requisito de elevação de 40 lb. Isto significa que um enfermeiro registado responsável por uma unidade de cuidados intensivos tinha o mesmo requisito de elevação de 40 lb que um auxiliar de enfermagem a trabalhar numa enfermaria ortopédica ou um técnico de enfermagem empregado numa unidade pediátrica ou um enfermeiro profissional licenciado empregado num consultório médico. As diferenças no tipo de tarefas de elevação efectuadas nestes empregos parecem evidentes, e teria sido relevante ter em conta estas variações nos requisitos de elevação para acrescentar qualidade à conceção dos testes.

É bastante complexo apresentar uma única razão que explique o facto de os indivíduos mais fortes estarem em maior risco de sofrer lesões profissionais nas costas neste estudo. É possível que os indivíduos mais fortes estejam mais inclinados a efetuar tarefas de elevação no seu trabalho do que os indivíduos mais fracos. Na profissão de enfermeiro, por exemplo, parece que os enfermeiros mais fortes são frequentemente solicitados a ajudar os seus colegas a manusear doentes pesados, estando, por conseguinte, mais frequentemente expostos a trabalhos pesados, o que aumenta o risco de lesões nas costas. No entanto, este estudo não dispunha de dados que comprovassem este pressuposto. Vários factores, como o peso, a altura, a idade e, em particular, o sexo, influenciam a força muscular (McArdle et al., 1991). No presente estudo, a capacidade máxima de elevação das mulheres foi de 54% da dos homens, o que é consistente com relatórios anteriores sobre a força de elevação isométrica (Balogun et al., 1991; Battie et al., 1989a). Uma vez que ambos os sexos foram incluídos na análise de sobrevivência e que a variável sexo se aproximou da significância como indicador de futuras lesões profissionais, é difícil determinar a questão da causalidade. Por outras palavras, os trabalhadores são mais propensos a sofrer uma lesão profissional nas costas porque são mais fortes ou porque são do sexo masculino? Também é interessante notar que, após o primeiro passo da análise de sobrevivência, a capacidade de elevação e a altura foram ambos factores significativos associados ao relato de lesões profissionais nas costas (p < 0,05), enquanto o sexo e o peso se aproximaram da significância (p < 0,09). No entanto, após o controlo do efeito da variável capacidade de elevação no segundo passo da análise de sobrevivência, as três outras variáveis (sexo, altura e peso) perderam o seu poder preditivo para futuras lesões profissionais nas costas (p > .34), indicando multicolinearidade entre estas variáveis. Por conseguinte, seria perigoso generalizar estes resultados e envolver a questão da causalidade, uma vez que as técnicas estatísticas multivariadas não podem provar a existência de ligações causais entre variáveis (Healey, 1984). Sabendo destas limitações na interpretação da associação entre a força e o relato futuro de dores nas costas no trabalho, avaliámos ainda a possibilidade de uma correspondência entre a força e as exigências do trabalho poder ter sido um fator de queixas de dores nas costas. Por exemplo, é possível que indivíduos mais fortes estejam envolvidos em trabalhos que exijam mais força e que, inversamente, indivíduos mais fracos estejam envolvidos em trabalhos mais sedentários. Neste caso, seria de esperar que os enfermeiros tivessem maior capacidade de elevação do que os não enfermeiros, uma vez que o seu trabalho é considerado fisicamente mais extenuante (Videman et al., 1984, 1989). Para examinar esta noção, comparámos, para cada sexo, a força dos sujeitos que trabalham nas 12 categorias profissionais e não encontrámos qualquer diferença significativa entre a capacidade de elevação das 4 categorias profissionais de enfermagem e as outras categorias profissionais do hospital. A única categoria profissional em que os sujeitos apresentaram valores de capacidade de elevação significativamente superiores aos das outras categorias profissionais foi a dos paramédicos (categoria profissional 5) para o sexo feminino. Para os homens, duas categorias profissionais apresentaram diferenças significativas nos seus valores de força em relação a outras categorias profissionais do hospital: os paramédicos (categoria profissional 5), que eram mais fortes do que os homens de 3 outras categorias profissionais (empregados domésticos, empregados de escritório e enfermeiros registados) e as empregadas domésticas (categoria profissional 11), que eram mais fracas do que os homens de 4 outras categorias profissionais (paramédicos, auxiliares de enfermagem, funções que exigem uma elevação mínima e funções que exigem a elevação e o manuseamento de doentes). Estes resultados não corroboram a ideia de que, numa população hospitalar, os indivíduos mais fortes estariam envolvidos em trabalhos mais extenuantes, como os trabalhos de enfermagem, em comparação com os indivíduos mais fracos que estariam envolvidos em trabalhos mais sedentários. A questão de saber porque é que as mulheres paramédicas eram significativamente mais fortes do que todas as outras categorias profissionais do mesmo sexo no hospital requer uma explicação mais aprofundada. Neste estudo, os paramédicos tinham o maior requisito de elevação de 100 lb em comparação com apenas 50 lb para os sujeitos envolvidos na categoria de trabalho 10 que requerem elevação moderada e 40 lb ou menos para todas as outras categorias de trabalho do hospital. Para além disso, os paramédicos constituíam a única categoria profissional para a qual a capacidade de elevação era utilizada pela administração do hospital como critério de contratação de novos candidatos. Para serem contratados, os paramédicos tinham de ser capazes de levantar pelo menos 100 lb no teste de capacidade de elevação dinâmica. Uma vez que a capacidade média de elevação para as 745 mulheres envolvidas neste estudo foi de 67 lb, podemos compreender como o fator motivação afectou o desempenho das mulheres paramédicas. A sua capacidade média de elevação foi de 103 lb, ou seja, 54% mais elevada do que a força máxima média das outras mulheres. O mesmo raciocínio explica a constatação de que os paramédicos do sexo masculino eram significativamente mais fortes do que os homens de três outras categorias profissionais, uma vez que a sua capacidade de elevação era também de 100 lb, em comparação com 50 lb ou menos para as outras categorias profissionais do hospital. A razão pela qual as diferenças de força entre os Paramédicos do sexo masculino e os do sexo masculino das outras categorias profissionais do hospital foram menos pronunciadas do que as das Paramédicas do sexo feminino em comparação com as mulheres das outras categorias profissionais, reside provavelmente no facto de o fator motivação ter influenciado menos o desempenho dos Paramédicos do sexo masculino. De facto, a capacidade média de elevação de todos os homens testados neste estudo foi de 123 lb, em comparação com 67 lb para as mulheres, e um requisito de elevação de 100 lb. O outro fator que poderia ter influenciado os valores de força obtidos pelos Paramédicos seria um efeito de treino no trabalho, uma vez que levantar um doente numa maca é uma tarefa frequentemente executada pelos Paramédicos e replica quase exatamente o teste de capacidade de elevação dinâmica, tal como administrado neste estudo. O princípio da transferência de força (McArdle et al., 1991) também pode ter contribuído para os maiores valores de força obtidos pelos Paramédicos. Os valores de força significativamente mais baixos obtidos pelos homens das empregadas domésticas, em comparação com os homens de outras 4 categorias profissionais do hospital, podem dever-se à falta de motivação e de entusiasmo das empregadas domésticas pelo seu trabalho, devido ao facto de os trabalhos de limpeza serem menos compensadores do que outros trabalhos. Além disso, o facto de o seu requisito de elevação ser de apenas 20 lb também pode ter contribuído para a aparente fraqueza das empregadas domésticas observada neste estudo.

Os resultados do presente estudo relativamente à primeira hipótese são, no entanto, consistentes com duas publicações anteriores (Battie et al., 1989a; Mostardi et al., 1992). Battie e colaboradores (1989a) testaram isometricamente a força de 2.178 trabalhadores de uma empresa Boeing e seguiram-nos durante cerca de 3 anos. Os autores concluíram que os indivíduos mais fortes apresentavam um maior risco de reportar lesões nas costas e que, após o controlo dos efeitos da idade, a correlação se tornava insignificante. Mostardi e colaboradores (1992) testaram isocineticamente a força de elevação de 172 enfermeiros e acompanharam-nos durante 2 anos. Os autores referiram que a força de elevação não era um fator de previsão de lesões profissionais nas costas. Metodologicamente, estes dois estudos foram efectuados de uma forma mais semelhante à do presente estudo. Os testes de elevação foram padronizados e iguais para todos os trabalhadores testados, sem ter em consideração o tipo de tarefas de elevação específicas do trabalho, e não foi efectuada qualquer análise biomecânica dos trabalhos. Parece, portanto, essencial que estes dois componentes sejam incluídos num rastreio pré-contratação. Sem uma seleção dos postos de trabalho que exigem a elevação de mais de 35 lb, e sem uma análise biomecânica de cada posto de trabalho que conduza a requisitos de elevação específicos e a um teste de elevação que reproduza a tarefa de elevação mais extenuante do posto de trabalho, a avaliação da capacidade de elevação é uma ferramenta ineficaz para identificar indivíduos em risco de futuras lesões nas costas. Além disso, se estas diretrizes são essenciais para que os testes de capacidade de elevação permitam a seleção de trabalhadores em risco de futuras lesões nas costas em trabalhos de manuseamento de materiais, é perigoso, na nossa opinião, generalizar estas conclusões a trabalhos que envolvam a elevação e o manuseamento de seres humanos, uma vez que não foi publicado qualquer estudo que confirme a adequação da utilização destas diretrizes em tais trabalhos.

A terceira e a quarta hipóteses deste estudo relacionavam-se com as diferenças entre os grupos de emprego de enfermeiros e não enfermeiros no que respeita a: (1) o período de tempo decorrido até à comunicação de uma lesão profissional nas costas; e (2) o número de dias de ausência do trabalho devido a lesões profissionais nas costas. Os resultados da análise de sobrevivência indicaram que o grupo de emprego era um fator de previsão de lesões nas costas, sendo os enfermeiros significativamente mais susceptíveis de sofrer lesões profissionais nas costas do que os não enfermeiros. Além disso, os dados descritivos deste estudo indicaram que as 4 categorias profissionais de enfermagem (enfermeiro registado, enfermeiro profissional licenciado, técnico de enfermagem e auxiliar de enfermagem) se encontravam entre as 7 primeiras categorias profissionais com maior taxa de incidência de lesões nas costas. Estes resultados são consistentes com os de Jensen (1987), que referiu que, das 21 profissões analisadas, os auxiliares de enfermagem, os enfermeiros práticos licenciados e os enfermeiros registados se encontravam entre as seis primeiras profissões com maior taxa de incidência de lesões nas costas. O facto de a incidência de lesões nas costas ser mais elevada na profissão de enfermagem do que nas outras profissões hospitalares parece estar sobretudo relacionado com as tarefas físicas de elevação e manuseamento de seres humanos envolvidas na prática de enfermagem. Neste estudo, à exceção de uma, todas as lesões profissionais nas costas (93%) comunicadas pelos enfermeiros estavam relacionadas com a tarefa de levantar e manusear uma pessoa e 60% das lesões profissionais nas costas comunicadas por todos os trabalhadores foram causadas pelo manuseamento e elevação de uma pessoa. Entre os trabalhadores do hospital, também se verificou neste estudo que os auxiliares de enfermagem registaram a maior incidência de lesões profissionais nas costas. Este facto é consistente com o relatório de várias investigações suecas de Gundewall e associados

(1993), bem como com outras publicações (Cust et al., 1972; Fuortes et al., 1994; Jensen, 1987; Videman et al., 1984).

Vários estudos baseados em informações fornecidas pelo pessoal de enfermagem indicaram que a elevação e a transferência de doentes eram as tarefas mais frequentemente associadas ao aparecimento de problemas de coluna (Harber et al., 1985; Stubbs et al., 1983; Venning et al., 1987). Estes estudos sugeriram, mas não provaram, que a frequência e o peso das tarefas de elevação e transferência de doentes eram os principais factores que explicavam as elevadas taxas de incidência de lesões nas costas entre o pessoal de enfermagem. Além disso, a forma das cargas (doentes) é ineficiente para a elevação, não existem pegas convenientes e os doentes são frequentemente imprevisíveis, resistindo subitamente aos movimentos.

A abordagem mais comum para a prevenção destas lesões nas costas tem sido a educação, as actividades de promoção da saúde e a formação em técnicas de elevação biomecanicamente corretas (Gundewall et al., 1993; Owen & Garg, 1991; Shi, 1993; Troup & Rauhala, 1987; Videman et al., 1989; Wollenberg, 1989). O efeito protetor da força e da aptidão física na prevenção de lesões nas costas foi demonstrado por Cady et al. (1979) no seu estudo prospetivo de 1.652 bombeiros. Um nível mais elevado de aptidão física, medido em termos de força, flexibilidade e resistência, foi associado a uma diminuição da incidência de pedidos de indemnização por lesões nas costas. No entanto, mais recentemente, um grande estudo prospetivo que envolveu 3 020 trabalhadores de uma empresa da Boeing indicou que a aptidão cardiovascular e a flexibilidade da coluna vertebral não afectavam o risco de futuras queixas de dores nas costas (Battie et al., 1989b, 1990b). Gundewall e colaboradores (1993) indicaram, num estudo prospetivo aleatório entre funcionários de um hospital, que um programa de reforço dos músculos das costas reduzia não só a incidência de dores nas costas, mas também a intensidade das dores nas costas e as faltas ao trabalho devido a problemas nas costas, demonstrando assim a relação custo-eficácia de um programa deste tipo. A relação custo-eficácia de um programa de prevenção de lesões nas costas foi registada em dois estudos longitudinais controlados (Shi, 1993; Versloot et al., 1992). Shi (1993) indicou na sua investigação um declínio modesto nas taxas de prevalência de lombalgias, mas uma melhoria significativa na satisfação e na redução de comportamentos de risco, enquanto Versloot e colaboradores (1992) não indicaram qualquer alteração na incidência de absentismo, mas uma diminuição de pelo menos 5 dias por ano por trabalhador da duração do absentismo, sendo este efeito persistente durante um período de 2 anos após um programa de lombalgias. Sandra Wollenberg (1989) avaliou o efeito de três programas de lesões nas costas no desempenho da mecânica corporal de empregados que trabalham como operários, secretárias e supervisores. Três meses após o programa, os empregados obtiveram melhorias que variaram entre 5,1% e 13,3% nas pontuações obtidas através do Questionário de Mecânica Corporal. A incidência e o custo das lesões nas costas não foram analisados no estudo. Além disso, o estudo apresentava várias limitações, incluindo amostras não aleatórias, a falta de um grupo de controlo e grupos sexualmente enviesados. Videman e colaboradores (1989) avaliaram o efeito de um programa de formação de

40 horas para enfermeiros, baseado nos princípios da biomecânica e da ergonomia, nas competências de manuseamento de doentes e os efeitos dessas competências na ocorrência de lesões posteriores nas costas. Os autores indicaram que os enfermeiros formados obtiveram uma pontuação significativamente mais elevada na avaliação de competências do que os controlos. Verificaram também que, embora a dor nas costas fosse independente das competências de manuseamento de doentes, os enfermeiros cujas competências foram classificadas como más ou deficientes sofreram significativamente mais lesões nas costas do que aqueles que foram classificados como satisfatórios ou bons. Deve ter-se cuidado ao interpretar estes resultados, uma vez que as competências de manuseamento de doentes foram avaliadas em condições laboratoriais, em que os enfermeiros efectuaram duas transferências de doentes e sabiam que o seu desempenho era avaliado. Foi demonstrado que os princípios biomecânicos ensinados durante a formação raramente são aplicados no local de trabalho (St. Vincent et al., 1989). Além disso, os relatórios de lesões nas costas foram recolhidos por questionário de 4 em 4 meses, o que restringe a interpretação dos resultados no âmbito da fiabilidade da recordação (Biering-Sorensen & Hilden, 1984).

Foi ainda sugerido na profissão de enfermagem que é pouco provável que uma sessão de formação padronizada seja bem sucedida devido à grande variedade de tarefas de enfermagem (Harber et al., 1985), e alguns autores não apoiam a abordagem da formação sobre procedimentos de elevação seguros, tal como é administrada atualmente, como sendo eficaz na redução da incidência de lesões nas costas (Harber et al., 1985; Snook et al., 1978). Curiosamente, St-Vincent e colaboradores (1989) indicaram na sua avaliação das tarefas de elevação num sector hospitalar que os princípios de manuseamento ensinados (trabalhar com as costas direitas utilizando as pernas) não eram frequentemente utilizados no local de trabalho e que eram pouco utilizados em tarefas de manuseamento em que o esforço incluía uma componente horizontal (ou seja, as realizadas na cama). Os autores questionam a lógica dos princípios ensinados e referem ainda o estudo de Gagnon et al. (1987) para salientar que, quando os trabalhadores eram livres de utilizar o método de manuseamento da sua escolha para virar um doente na cama, os constrangimentos resultantes eram mais equitativamente distribuídos entre os braços e as costas, em contraste com outros métodos.

Jensen (1990) sublinhou que a formação era apenas uma componente de um programa global de controlo das lesões nas costas, que também deveria incluir uma intervenção ergonómica. A abordagem ergonómica é um processo sistemático que procura conceber o trabalho de modo a que as exigências físicas e mentais das tarefas estejam ao alcance das capacidades dos trabalhadores. Quando as exigências do trabalho são minimizadas, o risco de lesões nas costas diminui (Owen & Garg, 1991). De acordo com Jensen (1990), o processo ergonómico requer: (1) a identificação dos postos de trabalho e das tarefas específicas dentro desses postos de trabalho que são mais desgastantes para as costas; (2) a elaboração e experimentação de formas de alterar as exigências da tarefa (eliminação da tarefa extenuante, substituição dos enfermeiros por equipamento de apoio ou controlo do nível de exposição); e (3) a implementação dessas alterações no local de trabalho.

Vários estudos realizados em ambiente hospitalar indicaram uma diminuição significativa da classificação média do esforço físico percebido durante as tarefas de elevação relacionadas com o trabalho após intervenção ergonómica (Owen & Garg, 1991, 1993; Roth et al., 1993). Uma vez que a elevação e a transferência de doentes foram consideradas pelo pessoal de enfermagem como os factores precipitantes ou as causas mais frequentes de problemas de costas (Harber et al., 1985; Stubbs et al., 1983; Venning et al., 1987) e que este estudo corrobora estas conclusões, o facto de uma intervenção ergonómica reduzir o stress nas costas do pessoal de enfermagem é um fator promissor que pode levar a uma possível diminuição da taxa de incidência de lesões nas costas. Recentemente, Garg e Owen (1992) demonstraram uma diminuição da taxa de incidência de lesões nas costas de mais de 40% entre os auxiliares de enfermagem após uma intervenção ergonómica centrada na redução do stress nas costas durante as tarefas de manuseamento de doentes num lar de idosos.

Snook e colaboradores (1978) salientaram que a abordagem ergonómica de conceber o posto de trabalho de acordo com as necessidades do trabalhador é apenas parcialmente eficaz. As suas conclusões indicaram que um indivíduo é três vezes mais suscetível de sofrer lesões lombares se estiver a executar um trabalho que menos de 75% da população ativa pode executar sem esforço excessivo. Isto também indicava que, na melhor das hipóteses, a intervenção ergonómica poderia reduzir em 67% as lesões nas costas associadas a tarefas de movimentação manual e que os restantes 33% das lesões ocorreriam de qualquer forma, independentemente do trabalho. Snook (1978) concluiu que a conceção correta das tarefas de movimentação manual poderia reduzir até um terço das lesões nas costas. Como limitação à sua implementação, a abordagem ergonómica para controlar as lesões profissionais nas costas parece ser a abordagem mais difícil de vender à administração, porque é frequentemente mais dispendiosa do que a seleção ou a formação dos trabalhadores. No entanto, depois de analisar os custos de compensação das lesões profissionais nas costas, as vantagens de uma intervenção ergonómica podem ser substanciais, mesmo que apenas parcialmente eficaz (Snook et al., 1978).

Este estudo confirmou os resultados de investigações anteriores (Jensen, 1987; Klein et al., 1984) relativamente ao risco mais elevado de lesões nas costas na profissão de enfermagem em comparação com outras profissões hospitalares. No entanto, não se observou qualquer diferença entre o número de dias de ausência do trabalho devido a lesões profissionais nas costas no grupo de emprego de enfermagem em comparação com as outras categorias profissionais do hospital. Estes resultados podem ser explicados pelo facto de muitos dados terem um valor de zero, o que representa os 1117 indivíduos que não sofreram uma lesão nas costas durante o período de acompanhamento, bem como os 19 indivíduos que sofreram uma lesão nas costas mas não perderam tempo de trabalho, em comparação com o número reduzido de dados que representam os 16 trabalhadores lesionados que perderam tempo de trabalho devido a lesões nas costas. Uma análise mais aprofundada dos dias de ausência do trabalho devido a lesões profissionais nas costas indicou que a distribuição dos dias de trabalho perdidos era altamente enviesada, com 2 casos a representarem 84% do tempo total de ausência do trabalho. Um dos casos representava um flebotomista que caiu nas escadas, sofreu uma fusão lombar e esteve ausente durante 385 dias úteis antes de regressar ao trabalho.

O outro caso envolveu um terapeuta respiratório que comunicou uma lesão nas costas após ter levantado um monitor, sofreu vários meses depois uma cirurgia ao pescoço e foi-lhe proposta uma cirurgia às costas, mas ele recusou submeter-se a essa cirurgia. Este trabalhador perdeu 540 dias de trabalho. Nunca mais regressou ao trabalho e encontra-se atualmente em situação de invalidez.

A distribuição altamente enviesada dos dias de trabalho perdidos devido a lesões profissionais nas costas encontrada neste estudo é consistente com os resultados de investigações anteriores que indicam o mesmo tipo de distribuição para o tempo perdido no trabalho e o custo da lombalgia (Clemmer et al., 1991; Fuortes et al., 1994; Frymoyer & Cats-Baril, 1991). Estes resultados também foram referidos no estudo de Cady et al. (1979), que envolveu 1652 bombeiros, no qual um trabalhador teve uma lesão nas costas muito dispendiosa (130 000 dólares), em comparação com o custo das outras lesões nas costas, e na publicação de Versloot et al. (1992), na qual os valores aberrantes foram excluídos da análise da duração do absentismo porque "a sua influência na pontuação média era desproporcionada" (p. 23). Estes resultados revestem-se de importância prática, pois indicam que uma proporção muito pequena de lesões profissionais nas costas é responsável pela maioria dos custos relacionados com as lesões nas costas. Além disso, esta investigação sugere que pode não ser viável visar seletivamente as lesões de custo elevado, uma vez que, na sua maioria, são indistinguíveis na sua génese das lesões de baixo custo. Teria sido virtualmente impossível prever que as duas lesões que resultariam na maior quantidade de dias perdidos de trabalho e que seriam, por conseguinte, as mais dispendiosas, teriam sido sofridas por um flebotomista que caiu nas escadas e por um terapeuta respiratório que ficou incapacitado depois de levantar um monitor. As conclusões relativas a estes resultados são semelhantes às de Clemmer et al. (1991), segundo as quais, em vez de tentar controlar as lesões nas costas de elevado custo, seria mais viável concentrar-se numa tarefa específica (ou seja, levantar um saco de roupa) ou num evento de lesão (ou seja, uma queda) e introduzir modificações no ambiente de trabalho, no equipamento ou em tarefas específicas para tentar reduzir a ocorrência destas lesões nas costas. Por exemplo, neste estudo, 14% de todas as lesões profissionais nas costas resultaram de quedas em que as superfícies escorregadias e a perda de equilíbrio foram os factores contributivos mais frequentes. Este resultado é semelhante ao relatório anterior de Goertz (1990), que indicava que 14% das lesões lombares resultantes de indemnizações aos trabalhadores eram atribuídas a situações em que estavam envolvidas quedas e escorregadelas. Este resultado sugere contramedidas específicas, mas a importância do problema justificaria um projeto de investigação independente no Centro Médico da Universidade, centrado nas quedas como evento lesivo.

Este estudo também foi concebido para avaliar a quinta hipótese, que afirmava que não haveria diferença significativa no tempo médio até à apresentação de um pedido de indemnização por lesão nas costas entre os trabalhadores que relatam um historial de dores nas costas e os que não têm historial de dores nas costas. Os resultados da análise de sobrevivência apoiam esta hipótese, indicando que um historial de dores nas costas não é um fator de previsão de lesões profissionais nas costas numa população hospitalar. Estes resultados são consistentes com os relatórios anteriores de Mostardi et al. (1992) e Zwerling et al. (1993), que não encontraram uma associação significativa entre um historial de dores nas costas e lesões profissionais subsequentes. No entanto, estes resultados merecem uma explicação mais aprofundada, uma vez que muitas publicações reconheceram que um historial de problemas nas costas é um forte indicador de futuras perturbações das costas (Biering-Sorensen, 1983; Bigos et al., 1992a; Chaffin & Park, 1973; Goertz, 1990; Ryden et al., 1989; Venning et al., 1987). Várias razões poderiam explicar estes resultados contraditórios. Em primeiro lugar, os resultados dos estudos que se baseiam na história de dores nas costas recolhida por questionário têm de ser interpretados dentro dos limites da fiabilidade da recordação. Biering-Sorensen e Hilden (1984) indicaram que apenas 84% dos indivíduos deram a mesma resposta à questão "alguma vez teve dores lombares" quando testados novamente com um intervalo de 6 meses, enquanto Walsh e Coggon (1991) indicaram um nível de concordância de 0,82 utilizando a estatística kappa quando as respostas foram comparadas com um intervalo de 12 meses. Outra observação interessante neste estudo é a percentagem relativamente baixa de indivíduos que referem história de dores nas costas, em comparação com outros estudos. Neste estudo, 31% dos indivíduos referiram história de dores nas costas, 9% referiram ter faltado ao trabalho e/ou ter tomado medicação devido a dores nas costas e 1,6% referiram ter sido hospitalizados devido a problemas nas costas. Investigações anteriores encontraram uma maior prevalência de lesões nas costas: Cust e colaboradores (1972) registaram uma prevalência de dor lombar de 35% nas enfermeiras e de 46% nos enfermeiros; Owen (1989) registou a presença de história de dor lombar relacionada com a profissão em 38% dos enfermeiros; Burton et al. (1989) verificaram que 55% dos indivíduos com idades compreendidas entre os 26 e os 35 anos relataram uma história de dor lombar; Videman et al. (1984) registaram uma prevalência de dor lombar em auxiliares de enfermagem de 79%, enquanto Garg et al. (1992) indicaram que 51% dos auxiliares de enfermagem referiram ter visitado um prestador de cuidados de saúde nos últimos três anos devido a dores lombares relacionadas com o trabalho, e Owen e Garg (1993) descobriram que 75% dos auxiliares de enfermagem referiram ter sofrido dores lombares relacionadas com o trabalho nos últimos três anos; Bigos et al. (1992a), no seu grande estudo prospetivo que envolveu 3 020 voluntários, indicaram que 39% dos indivíduos referiram ter recebido tratamento nos 10 anos anteriores para problemas lombares e 2% tinham sido submetidos a uma cirurgia prévia às costas. A percentagem mais baixa de indivíduos que referem um historial de dores nas costas no nosso estudo, em comparação com o estudo anterior, pode ser explicada em parte pela idade média mais baixa dos nossos indivíduos (x = 29) em comparação, por exemplo, com a idade média de 36 anos no estudo Boeing (Battid et al., 1989b), uma vez que o aumento da idade tem sido associado a um aumento da probabilidade de presença de um historial de problemas lombares (Burton et al., 1989). No entanto, não é provável que este seja o único fator que explica estas diferenças no relato de uma história de dores nas costas. Tal como Zwerling e colaboradores (1993) indicaram no seu estudo, que também não encontrou qualquer associação entre a história prévia de problemas de costas e as subsequentes lesões profissionais nas costas, o resto da explicação reside provavelmente na subnotificação de lesões anteriores nas costas no questionário pré-teste. A razão para ocultar um historial de lesões anteriores nas costas estaria relacionada com as preocupações dos novos candidatos quanto à possibilidade de lhes ser recusado o emprego devido ao seu historial médico, embora os resultados do questionário pré-teste fossem confidenciais e ocultados à direção. De facto, no nosso estudo, 55% dos sujeitos eram novos empregados que tinham acabado de ser contratados e 30% eram novos candidatos que ainda não tinham sido contratados. Esta é uma diferença importante entre a nossa investigação e as investigações anteriores de Bigos et al. (1992a), Chaffin e Park (1973), Ryden et al. (1989) e Venning et al. (1987), que visavam trabalhadores que não estavam no processo de contratação. Os resultados de Zwerling et al. (1993), por outro lado, envolveram uma coorte de 8.183 novos trabalhadores dos correios que foram submetidos a um rastreio antes da colocação e indicaram uma percentagem muito baixa (8.5%) de indivíduos que relataram uma lesão anterior nas costas, bem como a ausência de associação entre uma história de problemas nas costas e subsequentes lesões profissionais nas costas, tendo em conta esta aparente subnotificação de uma história de lesão nas costas encontrada em novos candidatos a emprego e em trabalhadores recentemente contratados, deve ser defendida cautela na utilização de uma história de dores nas costas como instrumento de rastreio antes da contratação, uma vez que a sua fiabilidade é questionável e a sua capacidade de previsão de futuras lesões nas costas não foi confirmada neste estudo. Referindo-se aos resultados de Bigos et al. (1992a), que indicaram associações significativas da ocorrência de lesões nas costas com um historial de cirurgia às costas (p = 0,0084) e com o número de hospitalizações prévias nos últimos 10 anos (p = 0,0017), o primeiro passo da análise de sobrevivência no nosso estudo foi repetido para avaliar as associações entre a ocorrência de lesões nas costas em comparação com: (1) um histórico de problemas de coluna que exigiram hospitalização; e (2) um histórico de problemas de coluna que não exigiram hospitalização. Mais uma vez, os resultados indicaram que uma história de hospitalização devido a dores nas costas não era um fator de risco significativo de futuras lesões nas costas (p = 0,1151) em comparação com uma história de dores nas costas sem hospitalização. No entanto, o valor de p obtido foi consideravelmente inferior ao obtido quando se avaliou um historial de dores nas costas sem ter em conta a sua gravidade como fator de previsão de futuras lesões profissionais nas costas (p = 0,7161). A interpretação destes resultados é perigosa neste estudo devido ao número reduzido de pedidos de indemnização por lesões nas costas. De facto, apenas 2 dos 19 trabalhadores que referiram um historial de hospitalização devido a dores nas costas sofreram uma lesão profissional posterior.

O modelo final resultante da análise multivariada identificou os fumadores como estando significativamente mais expostos ao risco de sofrerem lesões profissionais nas costas do que os não fumadores. Muitos estudos epidemiológicos, prospectivos e retrospectivos na sua conceção, apresentaram resultados semelhantes (Battie et al., 1989b; Biering-Sorensen & Thomsen, 1986; Boshuizen et al., 1993; Deyo & Bass, 1989; Frymoyer et al., 1980, 1983; Leigh & Sheetz, 1989; Owen & Damron, 1984). A associação entre o tabagismo e as lesões nas costas neste estudo foi, no entanto, algo surpreendente, uma vez que os indivíduos eram relativamente jovens, com uma idade média de 29 anos. Battie e colaboradores (1989b) encontraram uma forte associação entre o tabagismo e os relatos subsequentes de dores nas costas no seu estudo prospetivo que envolveu trabalhadores de colarinho azul com uma idade média de 36 anos. Também foi investigada a existência de uma relação dose-resposta entre o tabagismo e as dores nas costas. Deyo e Bass (1989) indicaram que a prevalência de dores nas costas aumentava com o número de anos-maço de cigarros fumados e que se verificava um aumento drástico quando se fumavam mais de três maços de cigarros por dia. Frymoyer et al. (1983) também verificaram que os indivíduos com lombalgia grave tinham fumado um maior número de anos e mais cigarros por dia do que os indivíduos com lombalgia moderada ou sem lombalgia.

Boshuizen et al. (1993) estudaram a relação entre o tabagismo, a dor nas costas auto-relatada e a dor músculo-esquelética em 13 profissões. Observaram uma relação entre o tabagismo e as dores nas costas apenas nas profissões mais extenuantes do ponto de vista físico e concluíram que a profissão e o estado de fumador eram factores de confusão. Além disso, referiram que a dor nas extremidades estava mais claramente relacionada com o tabagismo do que a dor nas costas. Sugeriram que o tabagismo poderia ter uma influência geral na dor. No entanto, uma outra publicação de Battie et al. (1991) apoiou fortemente o tabagismo como um fator de risco independente para as doenças das costas. O seu estudo, meticulosamente controlado, envolveu 20 pares de gémeos idênticos do sexo masculino. A degenerescência do disco, avaliada através de ressonância magnética, era 18% mais avançada nos fumadores do que nos não fumadores. A degenerescência do disco aumentou de L_1 para L_5 . Em todos os níveis, foi mais grave no gémeo fumador do que no gémeo não fumador. Neste estudo, os factores de confusão, como a exposição profissional a trabalho físico pesado, flexão, torção, elevação, trabalho sedentário e condução, foram controlados, o que implica que o tabagismo e as doenças das costas estavam associados, independentemente do estilo de vida e da composição genética (Battie et al., 1991). Os resultados de uma ligação entre o tabagismo e a doença do disco vertebral também foram comunicados na 60ª reunião anual da Academia Americana de Cirurgiões Ortopédicos em 1993. Nessa reunião, o Dr. Howard An apresentou os resultados de um estudo que realizou e que indicava um aumento notável no número relativo de fumadores encontrados em doentes hospitalizados com hérnia discal intervertebral aguda, em comparação com controlos hospitalizados ("Smoking linked to back and neck pain", 1993). Dos 163 doentes com dores lombares graves, 56% eram fumadores, em comparação com apenas 37,5% de fumadores nos doentes do grupo de controlo. O Dr. An acrescentou que aqueles que deixaram de fumar reduziram o risco de doença discal, fornecendo mais provas da ligação entre o consumo de cigarros e as dores nas costas ("Smoking linked to back and neck pain", 1993).

Foram postuladas várias hipóteses sobre a razão pela qual o tabagismo e as dores nas costas estão associados. O aumento da tosse provocado pelo tabaco foi sugerido como um possível fator responsável pela associação, porque a tosse aumenta a pressão intradiscal (Frymoyer et al., 1983). As conclusões de Gyntelberg sobre uma relação entre a dor lombar, a tosse e a bronquite crónica, mas não o tabagismo, apoiam esta teoria (Gyntelberg, 1974). Uma segunda teoria mencionada por Frymoyer et al. (1983) é que o fumo do cigarro pode ter um efeito fisiológico adverso direto na coluna vertebral. Os autores relataram os resultados preliminares de uma experiência que revelou uma redução no fluxo sanguíneo do corpo vertebral causada pela exposição à nicotina em cães. Dada a dependência do disco da difusão de nutrientes através das placas terminais vertebrais adjacentes e o estado metabólico algo precário do disco intervertebral, é plausível que a redução do fornecimento de sangue possa alterar negativamente o metabolismo discal e potencialmente as propriedades mecânicas do disco (Holm & Nachemson, 1984). Como terceira teoria, Svensson et al. (1983) citam estudos que mostram uma associação positiva entre o consumo de cigarros e a diminuição do conteúdo mineral ósseo e sugerem que as microfracturas nas trabéculas do osso vertebral resultantes da osteoporose podem ser uma causa de lombalgia. Não é provável que esta teoria seja a explicação para o risco acrescido de relato de uma lesão nas costas por parte dos fumadores no nosso estudo, uma vez que os indivíduos faziam parte de um grupo etário mais jovem (x = 29 anos) e não osteoporótico (Ernst, 1993). Uma quarta teoria foi proposta por Ernst (1993), que sugeriu que o tabagismo levava à subnutrição do disco, o que o tornava mais vulnerável ao stress mecânico. O autor explicou que a desnutrição era provocada por 5 mecanismos que funcionavam em conjunto: formação de carboxihemoglobina, vasoconstrição induzida pela nicotina, alterações na parede dos vasos ateroscleróticos, comprometimento da atividade fibrinolítica e alterações nas propriedades de fluxo do sangue com um aumento significativo da viscosidade do sangue. Battie et al. (1989b) e Boshuizen et al. (1993) propuseram, como última explicação para a relação entre o tabagismo e as dores nas costas, que esta poderia dever-se à confusão de outros factores. Os autores indicaram a possível associação entre o comportamento tabágico e determinados factores psicossociais e demográficos que poderiam aumentar o risco de relatar dores nas costas. Indicaram uma associação entre o tabagismo e um estatuto socioeconómico mais baixo, que, em termos gerais, está relacionado com exigências físicas do trabalho, stress na vida, rendimentos mais baixos e um estilo de vida diferente. Boshuizen et al. (1993) sublinharam ainda que a associação entre o tabagismo e a dor nas costas poderia dever-se à confusão com a ocupação, uma vez que a sua investigação mostrou que essa associação só estava presente em ocupações que exigiam esforço físico. O nosso estudo não corrobora esta conclusão. De facto, na nossa análise de regressão, o poder preditivo da variável tabagismo foi apenas marginalmente afetado após o controlo da variável grupo profissional (enfermeiros vs. não enfermeiros) e da variável capacidade de elevação (valores de p de, respetivamente, .076, .099 e .038 nos 3 passos da análise de regressão). Os resultados contrastantes do nosso estudo e do estudo de Boshuizen et al. (1993) podem estar relacionados com o tipo de população analisada. O nosso estudo envolveu apenas funcionários de hospitais, em comparação com o estudo de Boshuizen et al. (1993), no qual foram envolvidas 13 profissões, incluindo trabalhadores da construção civil. Além disso, se a variável grupo profissional no nosso estudo não afectou o poder preditivo do estado de fumador dos indivíduos em futuros relatos de dores nas costas, não podemos concluir que os mesmos resultados teriam sido observados se o efeito do estado de fumador nas dores nas costas tivesse sido analisado para cada uma das 12 categorias profissionais. Para determinar se a associação entre o tabagismo e os relatos de dores nas costas se deve à confusão de outros factores, seria necessário efetuar uma análise multivariada numa população em que fossem recolhidos dados em todas as áreas de interesse e em que fosse possível determinar a covariância.

Globalmente, 23% dos participantes (20% dos homens e 25% das mulheres) no estudo referiram fumar atualmente, o que é nitidamente inferior à incidência de 41% de tabagismo registada nos trabalhadores de colarinho azul (Battik et al., 1989b), aos 37,5% e 44% de fumadores actuais registados por Deyo e Bass (1989) e Frymoyer et al. (1983), respetivamente, e à incidência de 50% registada num estudo de um inquérito nacional aos trabalhadores dos Estados Unidos (Leigh & Sheetz, 1989). Exceptuando o estudo de Battie et al. (1989b), que foi realizado em meados da década de 1980, os três outros estudos referidos foram realizados com base em dados de inquéritos realizados na década de 1970. Mais recentemente, Nelson et al. (1994a) publicaram os resultados dos inquéritos realizados nos Estados Unidos entre 1987 e 1990 sobre a prevalência do consumo de cigarros por profissão entre os adultos. A prevalência global foi de 39,2% entre os operários, 34,5% entre os trabalhadores dos serviços e 24,2% entre os operários. A prevalência mais baixa de consumo de cigarros foi registada entre os médicos (5,5%), o clero (6,5%), os dentistas (7,4%) e os fisioterapeutas (8,7%). As taxas mais elevadas foram registadas nos administradores (15,3%), técnicos de laboratório (17,8%), enfermeiros registados (22%), arquivistas (23,4%), recepcionistas (24%), enfermeiros práticos licenciados (31,8%), caixas (32,9%), auxiliares de enfermagem (36,9%), profissões dos serviços de alimentação (38,5%) e trabalhadores dos serviços de limpeza (38,8%). A maior prevalência de consumo de cigarros foi observada nos telhadores (57,8%), operadores de torres (57,4%) e alimentadores de máquinas (55,4%). Os autores compararam ainda os seus resultados com os resultados dos inquéritos recolhidos entre 1978 e 1980 e verificaram uma diminuição da prevalência do tabagismo na população adulta em geral de 36,8% no período de 1978-1980 para 30,1% no período de 1987-1990. A diminuição da prevalência do consumo de cigarros entre os adultos nas últimas três décadas foi confirmada numa recente análise da literatura efectuada pelos Centers for Disease Control and Prevention ("Cigarette smoking among adults", 1995), que indicou uma diminuição de 40% durante o período de 1965-1990 (de 42,4% para 25,5%).

Por conseguinte, parece que a principal explicação para a menor percentagem de fumadores actuais observada neste estudo, em comparação com relatórios anteriores (Deyo & Bass, 1989;

Frymoyer et al., 1983; Leigh & Sheetz, 1989; Nelson et al., 1994a), está relacionada com o período de recolha dos dados. Apesar do declínio geral da prevalência do consumo de cigarros nas últimas duas décadas, o número (23%) de fumadores actuais neste estudo é ainda inferior à prevalência média nacional dos Estados Unidos de 26,3% e 25% registada em 1992 e 1993, respetivamente ("Cigarette smoking among adults," 1995). Vários factores poderão ter contribuído para a menor percentagem de fumadores actuais observada neste estudo. O tipo de população analisada neste estudo refere-se a funcionários hospitalares, em comparação com a população adulta em geral ("Cigarette smoking among adults", 1995; Deyo & Bass, 1989; Frymoyer et al., 1983; Leigh & Sheetz, 1989; Nelson et al., 1994a) ou trabalhadores de colarinho azul (Battie et al., 1989b) examinados noutros estudos. Este facto pode explicar algumas discrepâncias nos resultados obtidos, uma vez que o tabagismo se tem revelado mais prevalente nos trabalhadores de colarinho azul (Brackbill et al., 1988; Nelson et al., 1994a). Resultados semelhantes aos do presente estudo foram relatados por Hussain et al. (1993), que encontraram uma prevalência de 20% de fumadores actuais entre o pessoal hospitalar num inquérito realizado em 1991 no Reino Unido, e por Nelson et al. (1994b), que relataram uma prevalência de fumadores actuais de 18% e 27% entre os enfermeiros registados e os enfermeiros práticos licenciados, respetivamente, com base em conjuntos de dados dos Estados Unidos de 1990-1991. Estes resultados apoiam o facto de os trabalhadores do sector dos cuidados de saúde serem mais propensos a adotar estilos de vida mais saudáveis do que a população em geral e os operários, sendo, por conseguinte, menos propensos a fumar. A ideia de uma componente comportamental entre os profissionais de saúde que conduz a uma menor prevalência de fumadores actuais numa população hospitalar é reforçada pelos resultados de Holcomb et al. (1985), que indicaram que os indivíduos de quatro profissões de saúde afins classificaram "não fumar" como o fator de saúde mais importante. Outro fator que pode ter explicado a menor percentagem de fumadores actuais neste estudo está relacionado com o facto de a maioria dos sujeitos ser constituída por empregados recentemente contratados (55%) e por novos candidatos que ainda não tinham sido contratados (30%). Uma subnotificação da presença do hábito de fumar seria possível e poderia ser explicada pelas preocupações dos candidatos quanto a uma possível recusa de emprego devido ao seu estatuto de fumador e porque o hospital era um ambiente livre de fumo, embora os sujeitos soubessem que os resultados do questionário eram confidenciais e não eram comunicados à administração. Nenhum dos estudos que relatam a condição tabágica dos seus participantes estava envolvido num rastreio pré-contratação (Battie et al., 1989b; Deyo & Bass, 1989; Frymoyer et al., 1983; Leigh & Sheetz, 1989; Nelson et al., 1994a).

Por último, a maior prevalência do consumo atual de cigarros entre as mulheres (25%) em comparação com os homens (20%) neste estudo foi algo surpreendente. Inquéritos nacionais anteriores entre adultos nos Estados Unidos indicaram percentagens de fumadores actuais em 1985 de 33% e 28% para homens e mulheres, respetivamente ("Smoking and health. A national status report," 1986), em 1990 de 28% e 23%, respetivamente ("Cigarette smoking among U.S. adults," 1992), e em 1993 de 27,7% para os homens e 22,5% para as mulheres ("Cigarette smoking among adults," 1995). A presença de algumas diferenças na proporção de homens e mulheres nas categorias profissionais poderia ter alterado os resultados deste estudo, uma vez que, por exemplo, a ocupação, o nível de educação (Nelson et al., 1994a) e os grupos raciais/étnicos ("Cigarette smoking among adults," 1995) demonstraram influenciar a prevalência do tabagismo entre os adultos. Uma vez que não controlámos estes factores, poderá ter havido alguma confusão. Outra explicação possível poderia residir na presença de uma tendência que seria mais marcante neste estudo e reforçaria as projecções de Pierce et al. (1989) de que, após 1995, haveria uma maior proporção de mulheres do que de homens fumadores e que a prevalência do tabagismo nos Estados Unidos diminuiria até ao ano 2000 para 20% entre os homens e 23% entre as mulheres.

CAPÍTULO 6
CONCLUSÕES E IMPLICAÇÕES PRÁTICAS
Conclusões

O principal objetivo desta investigação era determinar se os testes padronizados de capacidade de elevação dinâmica e as variáveis epidemiológicas eram ferramentas eficazes para reconhecer os funcionários em risco potencial de lesões nas costas, proporcionando assim uma forma de prevenir a ocorrência de lesões ocupacionais nas costas numa população hospitalar.

Deste inquérito podem ser retiradas as seguintes conclusões:

1. Um teste normalizado de capacidade de elevação dinâmica não deve ser administrado como instrumento de rastreio antes da contratação. A sua utilização deve ser descontinuada porque:

   a. Não é um teste seguro.

   b. Não é eficaz na identificação de indivíduos em risco de futuras lesões profissionais na coluna numa população hospitalar, de forma a permitir a seleção de trabalhadores para postos de trabalho específicos.

   Por conseguinte, não é um instrumento eficaz para reduzir e prevenir a ocorrência de lesões nas costas em ambiente hospitalar.

   c. Não está em conformidade com os requisitos da Lei Americana sobre Deficiências de 1990 (ADA). De facto, a ADA exige que os exames físicos pré-contratação sejam de natureza funcional e que avaliem de forma precisa e indiscriminada a capacidade do candidato para desempenhar as funções específicas do emprego (Connolly, 1992). O teste de capacidade de elevação dinâmica, tal como foi administrado neste estudo (levantar uma caixa), não está relacionado com o tipo de força e movimento exigido à maioria dos enfermeiros no seu trabalho específico.

Por conseguinte, qualquer candidato a este tipo de emprego a quem seja recusado o emprego com base nos resultados do teste de elevação dinâmica normalizado pode, potencialmente, intentar uma ação judicial contra a entidade patronal.

2. A discrepância entre os resultados obtidos no presente estudo e alguns estudos anteriores relativos à eficácia dos testes de elevação como rastreio pré-contratação para reduzir a ocorrência de lesões nas costas está sobretudo relacionada com as diferenças metodológicas observadas nos estudos em causa:

   a. o tipo de população (operários vs. enfermeiros ou outros);

   b. o tipo de trabalho (trabalho fisicamente extenuante vs. trabalho não extenuante);

   c. o tipo de teste (teste isométrico ou dinâmico);

   d. a existência de uma avaliação ergonómica para cada posto de trabalho antes da realização dos testes; e

   e. a especificidade dos testes em relação à tarefa profissional.

Por conseguinte, se for defendida a não utilização dos testes de capacidade de elevação dinâmica como rastreio pré-contratação, isso não significa que outros tipos de testes de elevação (ou seja, isométricos) não sejam adequados em qualquer situação. No entanto, é imperativo ter em conta vários critérios antes da aplicação de tais testes (consulte o parágrafo seguinte "Implicações práticas" para mais explicações).

3. As conclusões de que o grupo de emprego dos enfermeiros estava significativamente mais exposto ao risco de sofrer lesões profissionais nas costas do que o grupo de emprego dos não enfermeiros numa população hospitalar e de que, entre as 12 categorias profissionais do hospital, os auxiliares de enfermagem apresentavam a taxa de incidência anual mais elevada de lesões profissionais nas costas são consistentes com a maioria dos relatórios anteriores. A constatação de que, entre o pessoal de enfermagem, mais de 90% das lesões nas costas notificadas estavam relacionadas com o levantamento ou manuseamento de uma pessoa sugere fortemente que, para serem eficazes na redução da ocorrência de lesões profissionais nas costas, as medidas preventivas devem incluir programas educativos do pessoal de enfermagem centrados no levantamento e manuseamento de pessoas e na utilização da ajuda e do equipamento adequados para o fazer.

4. A constatação de que 14% de todas as lesões profissionais nas costas resultam de quedas sugere a utilização de contramedidas específicas que identifiquem os factores que mais frequentemente contribuem para as quedas e que tentem controlar esses factores através de modificações do ambiente de trabalho, do equipamento ou de tarefas específicas. Estas acções visariam a prevenção destas lesões em vez de se concentrarem no tratamento das lesões resultantes.

5. A conclusão de que a distribuição dos dias de ausência do trabalho devido a lesões profissionais nas costas, que é indicativa do custo das lesões nas costas, era altamente enviesada, com dois casos que representavam 84% do tempo total de ausência do trabalho, é semelhante a relatórios anteriores. Não foi encontrado nenhum fator específico que fosse um preditor dessas lesões de alto custo. Os dois indivíduos que sofreram estas lesões nas costas pertenciam à categoria de trabalho não enfermeiro, não tinham relatado uma história de lesões anteriores nas costas no questionário inicial, obtiveram valores de capacidade de elevação no teste de elevação dinâmica próximos dos valores médios e apenas um deles era fumador. Por conseguinte, os nossos dados sugerem que pode não ser possível visar seletivamente as lesões nas costas de alto custo, porque parecem ser indistinguíveis na sua génese das lesões nas costas de baixo custo. Em vez de tentar controlar as lesões nas costas de alto custo, pode ser mais adequado implementar políticas inovadoras centradas na cooperação entre a entidade patronal e a medicina para diminuir a incapacidade resultante.

6. A força de elevação dinâmica dos sujeitos demonstrou ser significativamente influenciada por factores motivacionais. Neste estudo, os paramédicos obtiveram valores de força

significativamente mais elevados do que os participantes envolvidos nas outras categorias profissionais do hospital. A principal razão para este facto foi que os paramédicos tinham a maior exigência de elevação e constituíam a única categoria de trabalho para a qual os novos candidatos tinham de passar com sucesso o teste para serem contratados. Por conseguinte, os factores motivacionais desempenham um papel fundamental no desempenho superior dos testes de força de elevação.

7. O historial de dores nas costas referido no questionário pré-teste não foi associado à ocorrência de lesões posteriores nas costas durante o trabalho. Este resultado difere da maioria dos relatórios anteriores. Indica que, quando um historial de lombalgia é utilizado como rastreio pré-contratação de potenciais trabalhadores hospitalares, não é um fator de previsão de futuras lesões profissionais nas costas. Neste estudo, 85% dos participantes eram novos candidatos ou empregados que tinham acabado de ser contratados, em comparação com publicações anteriores em que os empregados que não estavam envolvidos num processo de contratação se ofereceram para participar. Por conseguinte, um historial médico relacionado com problemas de costas não deve ser utilizado como instrumento de rastreio antes da contratação, porque (a) os novos candidatos, ao considerarem que as suas respostas às perguntas sobre o historial médico podem comprometer as suas oportunidades de emprego, parecem ocultar um historial de dores nas costas, o que torna as informações pouco fiáveis; e (b) ao abrigo da ADA, uma entidade patronal não pode perguntar, no processo de contratação, se houve uma lesão anterior nas costas (Hart, 1992) e a entidade patronal não pode recusar a contratação de um indivíduo cujos resultados de rastreio indiquem um risco acrescido de lesão, a menos que o risco seja significativo, implique uma lesão substancial e tenha documentação médica específica (Schnepp, 1992).

8. O tabagismo foi um fator de risco significativo de lesões posteriores nas costas. Esta constatação corrobora os resultados de muitas publicações anteriores. A razão subjacente a esta conclusão parece residir no seguinte:

   a. alterações no metabolismo discal induzidas pelo tabagismo que afectariam as propriedades mecânicas do disco intervertebral;

   b. uma possível influência geral do tabagismo na dor; e

   c. a associação do tabagismo com factores de confusão, como certos componentes demográficos e psicossociais.

No entanto, este estudo sugere que o tabagismo actua como um indicador de risco bastante independente de lesões posteriores nas costas, uma vez que a significância da variável tabagismo foi observada após o controlo dos efeitos do grupo de emprego e da capacidade de elevação. Consequentemente, os programas destinados à prevenção de lesões nas costas poderiam beneficiar do efeito secundário das campanhas anti-tabaco.

<u>Implicações práticas</u>

Tal como já foi referido, os testes dinâmicos de elevação não devem ser administrados para efeitos de rastreio pré-contratação devido a questões de segurança e jurídicas e à sua ineficácia na previsão de lesões nas costas. Se forem utilizados testes de elevação isométricos para o rastreio pré-contratação, devem ser seguidas as seguintes diretrizes:

1. Os testes devem ser precedidos de uma análise biomecânica exaustiva do posto de trabalho que identifique as tarefas fisicamente mais desgastantes de cada posto de trabalho, após a implementação de uma intervenção ergonómica para reduzir o stress físico de cada posto de trabalho;

2. os testes devem ser efectuados apenas para trabalhos que envolvam um grau de elevação moderado a elevado, equivalente a um requisito mínimo de elevação de 35 lb;

3. Os testes devem ser específicos das tarefas avaliadas; por conseguinte, devem reproduzir exatamente a mesma postura corporal, a colocação das mãos e das pernas e a direção da força (ou seja, levantar, empurrar ou puxar) que a das tarefas avaliadas;

4. os ensaios devem ser seguros; e

5. Os testes devem ser incluídos na descrição escrita do posto de trabalho e os candidatos a emprego devem ser informados da natureza dos testes.

Mesmo que estas diretrizes sejam seguidas, o valor de tais testes para identificar indivíduos susceptíveis de sofrer lesões nas costas continua a ser duvidoso. Isto é especialmente verdade no caso de profissões que envolvam a manipulação e a elevação de pessoas ou doentes, para as quais seria difícil encontrar testes que sejam seguros e reproduzam exatamente as tarefas mais desgastantes do trabalho (ou seja, o trabalho de enfermagem). Por exemplo, a maior parte das lesões profissionais nas costas comunicadas neste estudo pelos enfermeiros envolvia o manuseamento e a elevação de pessoas ou doentes em que as costas eram

numa "posição inclinada para a frente", que é considerada biomecanicamente incorrecta e, por conseguinte, não pode ser testada sem pôr em risco a segurança dos participantes. Por conseguinte, este tipo de teste de elevação antes da contratação não é provavelmente adequado para profissões que envolvam o manuseamento de doentes, como é o caso da profissão de enfermeiro.

Outra consideração importante relacionada com este estudo é o facto de mais de 80% do tempo total de ausência do trabalho devido a lesões nas costas, que é indicativo do custo das lesões nas costas, ter resultado de dois requerentes e de não terem sido identificados indicadores de risco específicos para estas lesões. Este facto sugere que pode não ser viável prevenir a pequena proporção de lesões de elevado custo. Por conseguinte, em vez de investir tempo e dinheiro na utilização de instrumentos de rastreio pré-contratação, que têm de estar em conformidade com a ADA e não parecem ser eficazes na redução das lesões profissionais nas costas numa população hospitalar, seria mais adequado adotar medidas preventivas. Estas medidas devem incluir a utilização de:

1. Uma intervenção ergonómica que identificaria as tarefas profissionais que exigem muita

força dos trabalhadores e implementaria controlos de engenharia para reduzir as exigências de força e criar um ambiente de trabalho mais seguro (ou seja, implementação de dispositivos mecânicos como guinchos, cadeiras de duche que se encaixam sobre a sanita para eliminar a frequência das transferências de doentes, a utilização de cintos de marcha, etc.).

2. Programas educativos específicos para cada departamento e para cada profissão, nos quais se ensina a utilização correta do equipamento e se ensinam princípios específicos de mecânica corporal. Uma vez que a implementação deste tipo de programas tem demonstrado afetar positivamente o comportamento dos trabalhadores a curto prazo (Feldstein et al., 1993), este tipo de intervenção deve ser repetido a intervalos relativamente curtos e regulares, por exemplo, a cada 3 a 6 meses. Relativamente a estes programas, poderá ser mais adequado ensinar os trabalhadores a reconhecer a necessidade de ajuda quando uma tarefa de elevação é considerada perigosa, em vez de ensinar a técnica "joelhos dobrados, costas direitas", que não é frequentemente utilizada em enfermagem por não ser prática e difícil de aplicar quando se manipulam doentes.

3. Os programas de aptidão física e de gestão do stress, bem como as campanhas anti-tabaco, uma vez que o tabagismo e os factores psicossociais (Bigos et al., 1991) têm sido associados à ocorrência de lesões profissionais nas costas. É fundamental que a entidade patronal encoraje comportamentos saudáveis no local de trabalho e mantenha o ambiente de trabalho agradável. A oferta de um programa de exercício no local de trabalho pode ser uma medida eficaz para promover a saúde óptima dos trabalhadores e reduzir a ocorrência de lesões. No Japão, foi registado algum sucesso com esta abordagem (Taylor, 1987).

É igualmente importante compreender o impacto dos indicadores de risco de lesões nas costas, tal como descrito neste estudo, não só em termos estatísticos, mas também em termos práticos. É importante recordar que, embora o tabagismo seja um indicador significativo de futuras lesões profissionais nas costas, 95% dos indivíduos que afirmam ser fumadores não referiram uma lesão posterior nas costas. Neste contexto, como Battie et al. (1990a) afirmam após o seu estudo prospetivo que envolveu 3.020 trabalhadores dos EUA, "a sensibilidade e especificidade de um modelo que utiliza estes indicadores de risco são inadequadas para prever... relatos de dores nas costas" (p. 203).

Por último, uma vez que a prevenção da ocorrência de lesões profissionais nas costas continua a ser um objetivo ilusório e que o encargo financeiro resultante da incapacidade relacionada com as lesões crónicas de alto custo continua a aumentar apesar das medidas preventivas, somos tentados a perguntar o que poderia ser feito para reduzir esta fuga financeira. A prevalência de lesões nas costas não parece ter aumentado nas últimas décadas, mas a perceção da sociedade, em particular no que se refere à incapacidade daí resultante, mudou. Com o aumento da taxa de incapacidade, a utilização de cuidados médicos aumentou, aumentando consequentemente os custos para a indústria e para o governo. Por conseguinte, a gestão deste problema deve centrar-se na cooperação entre a indústria e a medicina. O médico responsável pelo tratamento deve prever restrições razoáveis, limitar ao mínimo a utilização de instrumentos de diagnóstico dispendiosos e promover a modificação do trabalho para evitar atrasos no regresso ao local de trabalho. O aparecimento dos Managed Care nos Estados Unidos poderá ter um impacto positivo na contenção dos custos dos cuidados médicos. Como

Frymoyer e Cats-Baril (1991, p. 263) estipulam que: "uma questão ainda mais incómoda é a de saber se os profissionais médicos de todos os tipos se tornaram parte do problema, em vez de serem a solução".

REFERÊNCIAS

Anderson, G. B. (1981). Epidemiologic aspects on low-back pain in industry (Aspectos epidemiológicos da dor lombar na indústria). Spine, 6, 53-60.

Armitage, P., & Berry, G. (1994). Statistical methods in medical research (3ª ed.). Oxford: Blackwell Scientific Publications.

Balogun, J. A., Oladipo, V. A., & Olawoye, A. G. (1991). Isometric back strength of low back pain patients and healthy controls (Força isométrica nas costas de pacientes com dor lombar e controlos saudáveis). International Journal of Rehabilitation Research, 14, 313-321.

Battie, M. C., Bigos, S. J., Fisher, L. D., Hansson, T. H., Jones, M. E., & Wortley, M. D. (1989a). Isometric lifting strength as a predictor of industrial back pain reports. Spine, 14, 851-856.

Battie, M. C., Bigos, S. J., Fisher, L. D., Hansson, T. H., Nachemson, A. L, Spengler, D. M., Wortley, M. D., & Zeh, J. (1989b). A prospective study of the role of cardiovascular risk factors and fitness in industrial back pain complaints. Spine, 14, 141-147.

Battie, M. C., Bigos, S. J., Fisher, L. D., Hansson, T. H., Jones, M. E., & Wortley, M. D. (1990a). Anthropometric and clinical measurements as predictors of industrial back pain complaints: a prospective study. Journal of Spinal Disorders, 3, 195-204.

Battie, M. C., Bigos, S. J., Fisher, L. D., Spengler, D. M., Hansson, T. H., Nachemson, A. L., & Wortley, M. D. (1990b). O papel da flexibilidade da coluna vertebral nas queixas de dores nas costas na indústria: um estudo prospetivo. Spine, 15, 768-773.

Battie, M. C., & Bigos, S. J. (1991). Queixas de lombalgia industrial: uma perspetiva mais alargada. Orthopedic Clinics of North America, 22, 273-282.

Battie, M. C., Videman, T., Gill, K., Moneta, G. B., Nyman, R., Kaprio, J., & Koskenvuo, M. (1991). Smoking and lumbar intervertebral disc degeneration: an MRI study an identical twins. Spine, 16, 1015-1021.

Bergquist-Ullman, M., & Larsson, U. (1977). Dor lombar aguda na indústria. Ata Orthopaedica Scandinavica Suppl. 170, 1-117.

Bianco, A. J., Van Swearingen, J. M., Burdett, R. G., & Slane, S. (1994). Teste isométrico de elevação de tarefas: eficácia como método de rastreio pré-emprego. Abstract of Paper

Accepted for Presentation at the Second Joint Congress of the Canadian Physiotherapy Association and the American Physical Therapy Association. <u>Physical Therapy, 74,</u> Suppl., 107.

Biering-Sorensen, F. (1983). Um estudo prospetivo da dor lombar numa população geral. <u>Scandinavian Journal of Rehabilitation Medicine, 15,</u> 71-79.

Biering-Sorensen, F. (1984). Prémio Volvo 1983 em Ciências Clínicas: Physical measurements as risk indicators for low-back trouble over a one-year period. <u>Spine, 9,</u> 106-119.

Biering-Sorensen, F., & Hilden, J. (1984). Reprodutibilidade da história de problemas lombares baixos. <u>Spine, 9,</u> 280-286.

Biering-Sorensen, F., & Thomsen, C., (1986). História médica, social e profissional como indicadores de risco de problemas lombares numa população geral. <u>Spine, 11,</u> 720-725.

Bigos, S. J., Battte, M. C., Fisher, L. D., Hansson, T.H., Spengler, D. M., & Nachemson, A. L. (1992a). A prospective evaluation of preemployment screening methods for acute industrial back pain. <u>Spine, 17,</u> 922-926.

Bigos, S. J., Battie, M. C., Spengler, D. M., Fisher, L. D., Fordyce, W. E., Hansson, T. H., Nachemson, A. L., & Wortley, M. (1991). Um estudo prospetivo sobre percepções de trabalho e factores psicossociais que afectam o relato de lesões nas costas. <u>Spine, 16,</u> 1-6.

Bigos, S. J., Hansson, T., Castillo, R. N., Beecher, P. J., & Wortley, M.D. (1992b). The value of preemployment roentgenographs for predicting acute back injury claims and chronic back pain disability. <u>Clinical Orthopaedics and Related Research, 283,</u> 124-129.

Boshuizen, H. C., Verbeek, J. H., Broersen, J. P., & Weel, A. N. (1993). Do smokers get more back pain. <u>Spine, 18,</u> 35-40.

Brackbill, R., Frazier, T., & Shilling, S. (1988). Caraterísticas do tabagismo dos trabalhadores dos EUA, 1978-1980. <u>American Journal of Industrial Medicine, 13,</u> 5-41.

Burton, A. K., Tillotson, K. M., & Troup, J. D. (1989). Prediction of low-back trouble frequency in a working population (Previsão da frequência de problemas lombares numa população ativa). <u>Spine, 14,</u> 939-946.

Cady, L. D., Bischoff, D. P., O'Connell, E. R., Thomas, P. C., & Allan, J. H. (1979). Strength and fitness and subsequent back injuries in firefighters. <u>Journal of Occupational Medicine, 21,</u> 269-272.

Chaffin, D. B. (1974). Capacidade de força humana e dor lombar. <u>Journal of Occupational Medicine, 16,</u> 248-254.

Chaffin, D. B. (1975). Guia ergonómico para a avaliação da força estática humana. <u>Jornal da Associação Americana de Higiene Industrial, 36,</u> 505-511.

Chaffin, D. B., & Park, K. S. (1973). A longitudinal study of low-back pain as associated with occupational weight lifting factors. <u>American Industrial Hygiene Association Journal, 34,</u> 513-525.

Chaffin, D. B., Herrin, G. D., & Keyserling, W. M. (1978). Preemployment strength testing: Uma posição actualizada. <u>Journal of Occupational Medicine, 20,</u> 403-408

Fumo de cigarros entre adultos - Estados Unidos, 1993. (1995, 1 de fevereiro). <u>Journal of the American Medical Association, 273,</u> No. 5, pp. 369-370.

Cigarette smoking among U.S. adults, 1985-1990, and smoking among selected occupational groups, 1990. (1992, outubro/dezembro). <u>Statistical Bulletin-Metropolitan Insurance Companies, 73,</u> 12-19.

Clemmer, D. I., Mohr, D. L., & Mercer, D. J. (1991). Lesões lombares numa indústria pesada: factores do trabalhador e do local de trabalho. <u>Spine, 16,</u> 824-830.

Connolly, J. B. (1992). Compreender a ADA. <u>Clinical Management, 12,</u> 40- 45.

Cust, G., Pearson, J. C., & Mair, A. (1972). The prevalence of low back pain in nurses. <u>International Nursing Review, 19,</u> 169-179.

Deyo, R. A., & Bass, J. E. (1989). Estilo de vida e dor lombar. The influence of smoking and obesity. <u>Spine, 14,</u> 501-506.

Ernst, E. (1993). Fumar, uma causa de problemas nas costas? <u>British Journal of Rheumatology, 32,</u> 239-242.

Feldstein, A., Valanis, B., Vollmer, W., Stevens, N., & Overton, C. (1993). O estudo piloto do projeto de prevenção de lesões nas costas. Avaliando a eficácia do back attack, um programa de prevenção de lesões entre enfermeiros, ajudantes e auxiliares. <u>Journal of Occupational Medicine, 35,</u> 114-120.

Frymoyer, J. W., & Cats-Baril, W. L. (1991). An overview of the incidences and costs of low back pain (Uma visão geral da incidência e dos custos da dor lombar). <u>Orthopedic Clinics of North America. 22,</u> 263-271.

Frymoyer, J. W., Pope, M. H., Costanza, M. C., Rosen, J. C., Goggin, J. E., & Wilder, D. G. (1980). Epidemiologic studies of low-back pain. <u>Spine, 5,</u> 419-423.

Frymoyer, J. W., Pope, M. H., Clements, J. H., Wilder, D. G., Macpherson, B., & Ashikaga, T. (1983). Risk factors in low-back pain: an epidemiologic survey. <u>Journal of Bone and Joint Surgery (American Volume), 65-A,</u> 213-218.

Fuortes, L.J., Shi, Y., Zhang, M., Zwerling, C., & Schootman, M. (1994). Epidemiology of back injury in university hospital nurses from review of workers' compensation record and a case-control survey. <u>Journal of Occupational Medicine, 36,</u> 1022-1026.

Gagnon, M., Chehade, A., Kemp, F., & Lortie, M. (1987). Cargas lombo-sacrais e atividade muscular selecionada ao virar pacientes na cama. <u>Ergonomics,</u> 35, 1013-1032.

Garg, A., & Owen, B. (1992). Reducing back stress to nursing personnel: an ergonomic intervention in a nursing home. <u>Ergonomics, 35,</u> 1353-1375.

Garg, A., Owen, B. D., & Carlson, B. (1992). An ergonomic evaluation of nursing assistants' job in a nursing home. <u>Ergonomics, 35,</u> 979-995.

Garrett, B., Singiser, D., & Banks, S. M. (1992). Lesões nas costas entre o pessoal de enfermagem. The relationship of personal characteristics, risk factors, and nursing practices. <u>Journal of the</u>

American Association of Occupational Health Nurses, 40, 510-516.

Goertz, M. N. (1990). Indicadores de prognóstico para dor lombar aguda. Spine, 15. 1307-1310.

Gundewall, B., Liljegvist, M., & Hansson, T., (1993). Prevenção primária de sintomas lombares e ausência ao trabalho. Um estudo prospetivo e aleatório entre funcionários de um hospital. Spine, 18, 587-594.

Gyntelberg, F. (1974). Um ano de incidência de dores lombares em homens residentes em Copenhaga com idades compreendidas entre os 40 e os 59 anos. Boletim Médico Dinamarquês, 21, 30-36.

Harber, P., Billet, E., Gutowski, M., Soohoo, K., Lew, M., & Roman, A. (1985). Occupational low-back pain in hospital nurses. Journal of Occupational Medicine, 27, 518-524.

Hart, D. L. (1992). Decisões práticas ao abrigo da ADA. Clinical Management, 12, 105-110.

Healey, J. F. (1984). Statistics: a tool for social research. Belmont, Califórnia: Wadsworth, Inc.

Hefferin, E. A., & Hill, B. J. (1976). Analyzing nursing's work-related injuries. American Journal of Nursing, 76, 924-927.

Helidvaara, M., Makela, M., Knekt, P., Impivaara, O., & Aromaa, A. (1991). Determinants of sciatica and low-back pain. Spine, 16, 608-614.

Holcomb, J. D., Mullen, P. D., Fasser, C. E., Smith, Q., Martin, J. B., Parks, L. A., & Wente, S. M. (1985). Comportamentos de saúde e crenças de quatro profissões de saúde aliadas em relação à promoção da saúde e prevenção de doenças. Journal of Allied Health, 14, 373-385.

Holm, S., & Nachemson, A. (1988). Nutrition of the intervertebral disc: acute effects of cigarette smoking. Upsala Journal of Medical Sciences, 93, 91-99.

Hoover, S. A. (1973). Lesões nas costas relacionadas com o trabalho num hospital. American Journal of Nursing, 73, 2078-2079.

Hult, L. (1954). Síndromes da coluna cervical, dorsal e lombar. Ata Orthopaedica Scandinavica, Suppl., 17, 1-102.

Hussain, S. F., Tjeder-Burton, S., Campbell, I. A., & Davies, P. D. (1993). Attitudes to smoking and smoking habits among hospital staff. Thorax, 48, 174-175.

Ikata, T. (1965). Estudos estatísticos e dinâmicos de lesões devidas a sobrecarga na coluna vertebral. Shikoku Ata Medica, 40, 262-286.

Jensen, R. (1990). Prevention of back injury among nursing staffs. Em W. Charney, & J. Schimer (Ed.), Essentials of modern hospital safety (pp. 237-258). Chelsea, MI: Lewis Publishers.

Jensen, R. C. (1987). Lesões incapacitantes nas costas do pessoal de enfermagem: necessidades de investigação e justificação. Research Nursing Health, 10, 29-38.

Kalbfleisch, J.D., & Prentice, R.L (1980). The statistical analysis of failure time data. New York: John Wiley and Sons, Inc.

Kelsey, J. L. (1975a). An epidemiological study of the relationship between occupations and acute herniated lumbar intervertebral discs. International Journal of Epidemiology, 4, 197-205.

Kelsey, J. L. (1975b). An epidemiological study of acute herniated lumbar intervertebral discs. Rheumatology and Rehabilitation, 14, 144-159.

Kelsey, J. L., Pastides, H., & Bisbee, G. E. (1978). Musculoskeletal disorders: their frequency of occurrence and their impact on the population of the United States, pp. 31-36. New York: Prodist.

Keyserling, W. M., Herrin, G. D., & Chaffin, D. B. (1980). Isometric strength testing as a means of controlling medical incidents on strenuous jobs. Journal of Occupational Medicine, 22, 332-336.

Kirk, R. E. (1995). Experimental design: procedures for the behavioral sciences (3ª ed.). Pacific Grove, CA: Brookes/Cole Publishing Company.

Klein, B.P., Jensen, R.C., & Sanderson, L.M. (1984). Assessment of workers' compensation claims for back strains/sprains. Journal of Occupational Medicine, 26, 443-448.

Laubach, L. L (1976). Comparative muscular strength of man and women: a review of the literature. Aviation Space and Environmental Medicine, 47, 534-542.

Leigh, J. P., & Sheetz, R. M. (1989). Prevalence of back pain among fulltime United States workers. British Journal of Industrial Medicine, 46, 651- 657.

Lloyd, M. H., Gauld, S., & Soutas, C. A. (1986). Epidemiologic study of back pain in miners and office workers (Estudo epidemiológico da dor nas costas em mineiros e trabalhadores de escritório). Spine, 11, 136-140.

McArdle, W. D., Katch, F. I., & Katch, V. L. (1991). Exercise physiology: energy, nutrition, and human performance (3ª ed.), Philadelphia: Lea & Febiger.

Magora, A. (1970). Investigação da relação entre a dor lombar e a atividade profissional. 2. História de trabalho. Medicina e Cirurgia Industrial, 39, 504-510.

Magora, A., & Taustein, I. (1969). An investigation of the problem of sick- leave in the patient suffering from low back pain. Industrial Medicine and Surgery, 38, 398-408.

Companhia Metropolitana de Seguros de Vida. (1984). Tabelas metropolitanas de altura e peso de 1983. Boletim Estatístico da Companhia Metropolitana de Seguros de Vida, 64, 2-9.

Mostardi, R. A., Noe, D. A., Kovacik, M. W., & Porterfield, J. A. (1992). Força de elevação isocinética e lesões profissionais. Um estudo prospetivo. Spine, 17, 189-193.

Nachemson, A. L, & Lindh, M. (1969). Measurement of abdominal and back muscle strength with and without low back pain. Scandinavian Journal of Rehabilitation Medicine, 1, 60-65.

Nelson, D. E., Emont, S. L., Brackbill, R. M., Cameron, L. L., Peddicord, J., & Fiore, M. C. (1994a). Cigarette smoking prevalence by occupation in the United States. A comparison between 1978 to 1980 and 1987 to 1990. Journal of Occupational Medicine, 36, 516-525.

Nelson, D. E., Giovino, G. A., Emont, S. L., Brackbill, R., Cameron, L. L., Peddicord, J., & Mowery, P. D. (1994b). Trends in cigarette smoking among U.S. physicians and nurses (Tendências do consumo de cigarros entre médicos e enfermeiros dos EUA). Journal of the American Medical Association, 271, 1273-1275.

Owen, B. D. (1989). A magnitude do problema lombar na enfermagem. <u>Western Journal of Nursing Research, 11,</u> 234-242.

Owen, B. D., & Damron, C. F. (1984). Personal characteristics and back injury among hospital nursing personnel. <u>Research in Nursing and Health, 7,</u> 305-313.

Owen, B. D., & Garg, A. (1991). Reducing risk for back pain in nursing personnel. <u>Journal of the American Association of Occupational Health Nurses, 39,</u> 24-32.

Owen, B. D., & Garg, A. (1993). O stress nas costas não faz parte do trabalho. <u>American Journal of Nursing, 93,</u> 48-51.

Patridge, R. E. & Duthie, J. J. (1968). Rheumatism in dockers and civil servants. A comparison of heavy manual and sedentary workers. <u>Annals of the Rheumatic Diseases, 27,</u> 559-568.

Perri, M. G., Nezu, A. M., & Viegener, B. J. (1992). <u>Melhorar a gestão a longo prazo da obesidade. Theory, research, and clinical guidelines.</u> New York: John Wiley and Sons, Inc.

Pierce, J. P., Fiore, M. C., Novotny, T. E., Hatziandreu, E. J., & Davis, R. M. (1989). Trends in cigarette smoking in the United States. Projecções para o ano 2000. <u>Journal of the American Medical Association, 261,</u> 61- 65.

Riihimaki, H. (1991). Dor lombar, sua origem e indicadores de risco. <u>Scandinavian Journal of Work, Environment & Health, 17,</u> 81-90.

Riihimaki, H., Tola, S., Videman, T., & Hanninen, K. (1989). Dor lombar e atividade profissional. A cross-sectional questionnaire study of men in machine operating, dynamic, physical work and sedentary work. <u>Spine, 14,</u> 204-209.

Roth, P. T., Ciecka, J., Wood, E. C., Taylor, R. (1993). Avaliação de um elevador de clientes mecânico único . Eficiência e perspectivas do pessoal de enfermagem. <u>Journal of the American Association of Occupational Health Nurses, 41,</u> 229-234.

Ryden, L. A., Molgaard, C. A., Babbitt, S., & Conway, J. (1989). Lesão lombar ocupacional numa população de funcionários de um hospital: uma análise epidemiológica de múltiplos factores de risco de um grupo ocupacional de alto risco. <u>Spine,</u> 14 315-320.

Safrit, M.J., & Wood, T.M. (1989). <u>Conceitos de medição em educação física e ciência do exercício.</u> Champaign, IL: Human Kinetics Publishers, Inc.

Sairanen, E., Brushaber, L, & Kaskinen, M. (1981). Trabalho de derrubada, dor lombar e osteoartrite. <u>Scandinavian Journal of Work, Environment and Health, 7,</u> 18-30.

Guia do utilizador SAS/STAT. (1989). <u>Introdução aos procedimentos de análise de sobrevivência</u> (Versão 6, 4ª ed., Volume I, pp.105-107). Cary, NC: SAS Institute Inc.

Schnepp, D. E. (1992). Preemployment screening. <u>Clinical Management, 12,</u> 48-53.

Shi, L. (1993). A cost-benefit analysis of a California county's back injury prevention program. <u>Public Health Reports, 108,</u> 204-211.

O tabagismo está associado a dores nas costas e no pescoço. (1993, 10 de maio). <u>Advance for Physical Therapists, 4,</u> No. 19, p. 9.

Snook, S. H. (1978). The design of manual handling tasks. Ergonomics, 21. 963-985.

Snook, S. H., Campanelli, R. A., & Hart, J. W. (1978). A study of three preventive approaches to low back injury. Journal of Occupational Medicine, 20, 478-481

Spengler, D. M., Bigos, S. J., Martin, N. A., Zeh, J., Fisher, L., & Nachemson, A. (1986). Lesões nas costas na indústria: um estudo retrospetivo. 1. Overview and cost analysis. Spine, 11, 241-245.

Stubbs, D. A., Buckle, P. W., Hudson, M. P., Rivers, P. M., & Worringham, C. J. (1983). Dor nas costas na profissão de enfermagem. Epidemiologia e metodologia piloto. Ergonomics, 26, 755-765.

St-Vincent, M., Tellier, C., & Lortie, M. (1989). Formação em manipulação: um estudo avaliativo. Ergonomia, 32, 191-210.

Svensson, H. O. & Andersson, G B. (1989). The relationship of low-back pain, work history, work environment, and stress. A retrospective cross- sectional study of 38-to-64-year-old women. Spine, 14, 517-522.

Svensson, H., O., Vedin, A., Wilhelmsson, C., & Andersson, G. B. (1983). Low-back pain in relation to other diseases and cardiovascular risk factors (Dor lombar em relação a outras doenças e factores de risco cardiovascular). Spine, 8, 277-285.

Taylor, B. B. (1987). A formação para a prevenção de lesões lombares requer métodos tradicionais e novos. Occupational Health and Safety, 56, 44-52.

Thomas, J.R., & Nelson, J.K. (1990). Métodos de investigação em atividade física (2ª ed.). Champaign, IL: Human Kinetics Publishers, Inc.

Troup, J. D., Martin, J. W., & Lloyd, D. C. (1981). Dor nas costas na indústria. A prospective survey. Spine, 6, 61-69.

Troup, J. D., & Rauhala, H. H. (1987). Ergonomia e formação. Revista Internacional de Estudos de Enfermagem, 4, 325-330.

Departamento de Saúde e Serviços Humanos dos EUA. (1981). Guia de práticas de trabalho para elevação manual (Publicação NIOSH n.º 82-178948). Cincinnati, OH: Instituto Nacional de Segurança e Saúde Ocupacional.

Departamento de Saúde e Serviços Humanos dos EUA. (1986). Tabagismo e saúde. A national status report (CDC Publication No. 87-8396). Rockville, MD: Serviço de Saúde Pública.

Departamento do Trabalho dos EUA: Dictionary of Occupational Titles (Dicionário de Títulos Profissionais). (1986). The physical demand levels of work, Fourth Edition Supplement, Appendix D, 101-102.

Venning, P. J., Walter, S. D., & Stitt, L. W. (1987). Personal and job-related factors as determinants of incidence of back injuries among nursing personnel. Journal of Occupational Medicine, 29, 820-825.

Versloot, J. M., Rozeman, A., van Son, A. M., & van Akkerveeken, P. F. (1992). The cost-effectiveness of a back school program in industry: a longitudinal controlled field study. Spine,

17, 222-27.

Videman, T., Nurminen, T., Tola, S., Kuorinka, I., Vaharanta, H., & Troup, J. D. (1984). Dor lombar em enfermeiros e alguns factores de carga de trabalho. Coluna vertebral, 9, 400-404.

Videman, T., Rauhala, H., Asp, S., Lindstrdm, K., Cedercreutz, G., Kamppi, M., Tola, S., & Troup, J. D. (1989). Patient-handling skill, back injuries, and back pain. Um estudo de intervenção em enfermagem. Spine, 14, 148-156.

Walsh, K., & Coggon, D. (1991). Reprodutibilidade de histórias de dor lombar obtidas por questionário auto-administrado. Spine, 16, 1075-1077.

Webster, B. S., & Snook, S. H. (1990). The cost of compensable low back pain. Journal of Occupational Medicine, 32, 13-15.

Wollenberg, S. P. (1989). Uma comparação da utilização da mecânica corporal em trabalhadores que participam em três programas de prevenção de lesões nas costas. Revista Internacional de Estudos de Enfermagem, 26, 43-52.

Zwerling, C., Ryan, J., & Schootman, M. (1993). A case-control study of risk factors for industrial low back injury. Spine, 18, 1242-1247.

APÊNDICE A: NÍVEIS DE EXIGÊNCIA FÍSICA DO TRABALHO

American™ Therapeutics, Ⓡ

THE PHYSICAL DEMAND LEVELS OF WORK[1]

PHYSICAL DEMAND LEVEL	OCCASIONAL* % of Time .... 0-33% Approximate Repetitions .... 1-100'	FREQUENT* % of Time .... 34-66% Approximate Repetitions .... 100-500'	CONSTANT* % of Time .... 67-100% Approximate Repetitions .... 500 +'	Approximate Energy Required[2]
SEDENTARY	10 lbs.	Negligible	Negligible	1—1.5 METS
LIGHT	20 lbs.	10 lbs. (Walk/Stand and/or Push/Pull of Arm/Leg Controls)	Negligible (Push/Pull of Arm/Leg Controls While Sitting)	2—3 METS
MEDIUM	50 lbs.	20 lbs.	10 lbs.	3.5—5.5 METS
MEDIUM-HEAVY[2]	75 lbs.	35 lbs.	15 lbs.	6—7.5 METS
HEAVY	100 lbs.	50 lbs.	20 lbs.	8—9 METS
VERY HEAVY	Over 100 lbs.	Over 50 lbs.	Over 20 lbs.	Over 9 METS

* Occasional, Frequent, and Constant are terms defined by the Dictionary of Occupational Titles that refer to the frequency of "exerting a force", including lifting, carrying, pushing, pulling or any other physical activity.

1. U.S. Department of Labor: Dictionary of Occupational Titles, Fourth Edition Supplement, Appendix D, pp. 101-112, 1986.
2. Blankenship, K.L.: Extrapolation and correlation of existing data.

Fonte: American Therapeutics, Inc., 1987.

APÊNDICE B: CONSENTIMENTO INFORMADO PARA A PARTICIPAÇÃO NOS TESTES DE CAPACIDADE DE ELEVAÇÃO

CONSENTIMENTO INFORMADO PARA PARTICIPAR NO TESTE DE CAPACIDADE DE ELEVAÇÃO EXPLICAÇÃO DO TESTE

Ser-lhe-ão dados exercícios de aquecimento e de alongamento durante cerca de 10 a 15 minutos antes do teste. O teste a efetuar é uma avaliação funcional de elevação. Esta consiste em testes isométricos máximos, isocinéticos e de elevação por gravidade/inércia. Os testes isométricos e isocinéticos produzem previsões da capacidade máxima de elevação dinâmica. O teste de gravidade/inércia é uma simulação do "mundo real" concebida para verificar a sua capacidade máxima de elevação. Para este teste, ser-lhe-á pedido que levante uma caixa a partir de 10 cm do chão até uma altura mínima de 30 cm do chão.

Podemos interromper o teste em qualquer altura por razões fisiológicas ou outras que consideremos necessárias. Também pode parar quando desejar devido a sentimentos pessoais de fadiga, desconforto ou qualquer outro motivo.

RISCOS E INCÓMODOS

Podem ocorrer algumas alterações durante ou após o exame. Estas podem incluir alterações da tensão arterial e do ritmo cardíaco, tonturas, desmaios e dores nas costas e nos membros. Serão feitos todos os esforços para as minimizar através do questionário preliminar e dos dados pessoais recolhidos, dos exercícios de aquecimento que irá efetuar e das observações durante o teste.

BENEFÍCIOS NÃO PREVISTOS

Os resultados dos testes fornecem dados objectivos sobre a sua capacidade de elevação. Isto ajudará a avaliar se é capaz de efetuar a maior parte das tarefas de elevação necessárias para o seu trabalho com segurança ou não.

INQMS

Encorajamos todos os interessados a colocar questões sobre os procedimentos utilizados nos testes de capacidade de elevação. Se tiver dúvidas ou perguntas, contacte-nos para obter mais explicações.

LIBERDADE QF CONSENTIMENTO

A sua autorização para efetuar este teste é voluntária. É livre de negar o seu consentimento se assim o desejar.

Li este formulário, compreendi os procedimentos de teste que irei efetuar e todas as minhas perguntas foram respondidas de forma satisfatória. Autorizo a participação neste teste.

Dale: _________________

Assinaturas dos participantes_____________________

Assinatura da testemunha: _____________________

Centro de Medicina Desportiva. Centro Médico Universitário

3502 9th Street Suite G 40

Lubbock, Texas 79415

APÊNDICE C: FORMULÁRIO DE CONSENTIMENTO PARA PARTICIPAÇÃO NO ESTUDO DE INVESTIGAÇÃO

<u>CONSENT FORM FOR PARTICIPATION IN RESEARCH STUDY</u>

<u>Lifting Capacity as Prognostic Indicator of Back Pain Reports in a Hospital Population.</u>

The principal investigator responsible for this research project is Mike Bobo, Ph.D., professor of the department of HPER, (806) 743-3371. Other investigators involved in this study include Karen Meaney, Ph.D., assistant professor of the department of HPER, (806) 742-3361, Evonne Bird, M.S., exercise physiologist, Sports Medicine Center (806) 743-1916 and Jean-Michel Brismée, physical therapist, Sports Medicine Center (806) 743-1916.

The purpose of this research is to evaluate if the lifting capacity is a predictor of back pain in a hospital population. The incidence of back pain will also be analyzed in relationship to the age, sex, race, education, type of work and function, history of back pain, the fact that one is exercising regularly or not and the amount and intensity of lifting tasks required at work.

When I come to the Sports Medicine Center to perform the lifting capacity testing required by University Medical Center, I will be asked by one of the investigators or a physical therapist from the Sports Medicine Center to complete a questionnaire regarding myself, my work, my education and my medical history. Additionally, I understand that a questionnaire will be sent to me approximately one year after the initial testing to assess the status of my back and that the investigators will record for a period of up to approximately five years after the testing the incident reports (injuries) filed at University Medical Center concerning me. Finally, I understand that the results of my lifting capacity testing, my questionnaires and the record of the incident reports will be used for research purposes.

It is also of my knowledge that the lifting capacity testing is a requirement of University Medical Center and that the results of this testing are a possession of the University Medical Center. As a participant in this study, I agree to allow the investigators to use those results for research purposes. I also understand that only the investigators of this research project will have access to the data collected from the questionnaires for this study, and that the data from the questionnaires and from the incident reports will remain confidential. After the data is collected, I understand that the information will be coded and that the coding scheme connecting my name with the information obtained in this study will be destroyed.

I understand that the results of this study may reveal negative information about some categories of people or their performances. Beneficial information that can help prevent back injuries may also be revealed. Furthermore, as a result of participating in this project, I may obtain information that can help me have a better knowledge of my lifting capacity and perform lifting tasks more safely.

82

I understand that participation in this study will require me
to spend approximately an additional twenty minutes beyond the
typical lifting capacity testing procedure employed at the
University Medical Center. I also understand that this additional
time will be divided between completing the questionnaires.
Further, I understand that I will have no additional cost due my
participation in this study and that I will receive no monetary
compensation for my participation in this project.

I do not have to be involved in this study. If I sign this
form, it means that I do wish to volunteer. If I change my mind
later, I can discontinue my participation in this study at any time
I choose. My withdrawal will not affect my future treatment at
this institution. The investigators may also terminate my
participation in this study at any time.

I understand that in the event of physical injury from the
research procedures described to me, that Texas Tech University
Health Sciences Center, University Medical Center and their
affiliates are not able to offer financial compensation or to
absorb the cost of medical treatment. However, necessary
facilities, emergency treatment, and professional services will be
available to research subjects just as they are to the general
community. For information about any of the above matters please
contact the office of Sponsored Programs at (806) 743-2960, Texas
Tech University Health Sciences Center, Lubbock, Texas 79430.

____   ____________________
SIGNATURE OF SUBJECT   DATE

____
SIGNATURE OF PARENT/GUARDIAN OR AUTHORIZED REPRESENTATIVE

____
ADDITIONAL SIGNATURE OF PARENT/GUARDIAN (if necessary)

____
SIGNATURE OF PROJECT DIRECTOR OR AUTHORIZED REPRESENTATIVE

____
SIGNATURE OF WITNESS TO ORAL PRESENTATION AND SIGNATURE

void   after:________________

<u>BACK TESTING</u>.

Please complete the following information by <u>filling in the blank or circling the appropriate answer</u>.

Last Name_______________________First Name____________________________Sex M/F

Age______DOB__________Race____________Phone # Home___________Work___________

Home address____

High School Graduate Yes/No   College Degree Yes/No   Masters/PhD Degree

<u>Type of employment and position at present</u>_______________________________
<u>Type of employment and position this last year</u>____________________________
<u>Are you currently an employee at the UMC</u> Yes/No   If yes, date hired__________
If no, in which department are you planning to work_____________________________

<u>Please list all prior medical history:</u>___________________________________
____
<u>Please list medications you are currently taking:</u>_________________________
____
<u>Are you currently under any cardiac restrictions or precautions?</u> Yes/No
If yes, please list____
<u>Are you under any medical restrictions for lifting tasks?</u> Yes/No
If yes, please explain____
<u>Are you pregnant?</u> Yes/No

<u>Do you exercise regularly:</u> No 1x/week   2x/week   3x/week   5x/week   daily
<u>Kind of exercise:</u>____

<u>When you exercise, how long do you normally exercise:</u> 5 min. 10 min. 20 min.
30 min. 45 min. 60 min. 90 min. 120 min.

<u>When you exercise, what do you consider the intensity of the exercise:</u>
very minimum   minimum   moderate   heavy moderate   maximum

<u>Are you lifting at work:</u> no   minimum   moderate   heavy   very heavy

<u>What is the maximum weight you think you are able to lift from the floor to
waist level:</u>   0 lbs   15 lbs   30 lbs   50 lbs   75 lbs   100 lbs   150 lbs
200 lbs   250 lbs   300 + lbs

<u>What is the percentage of time you spend at work:</u> sitting_____% standing_____%
walking_____% other_____%

<u>What time of day are you working:</u> day   evening   night   other__________

<u>Do you have back pain:</u> now Yes/No   in the past Yes/No   during the last
year Yes/No   the last month Yes/No   the last week Yes/No

<u>Are you on medication for back pain:</u> now Yes/No   in the past Yes/No   during
the last year Yes/No   the last month Yes/No   the last week Yes/No

<u>Have you been hospitalized for back pain:</u> Yes/No During the last year Yes/No

<u>Have you been absent from work for back pain:</u> in the past Yes/No   This last
year Yes/No   If yes, number of days of absence this last year________

<u>Do you smoke?</u> Yes/No   If yes, number of packs per day_________

APÊNDICE E: CATEGORIAS PROFISSIONAIS E REQUISITOS DE ELEVAÇÃO

1. <u>Job category #1:</u> nurses aides (40 lb).

2. <u>Job category #2:</u> nurses technicians (40 lb).

3. <u>Job category #3:</u> licensed vocational nurses (40 lb).

4. <u>Job category #4:</u> registered nurses (40 lb).

5. <u>Job category #5:</u> paramedics and emergency medical technicians involved in patient's care (100 lb).

6. <u>Job category #6:</u> jobs involving patient's handling-lifting other than job categories 1 to 5 (40 lb).
   - Patient transportation aide
   - Physical therapist
   - Occupational therapist
   - Speech pathologist
   - Respiratory therapist
   - Phlebotomist
   - Operating room aide technician
   - Sports medicine aide
   - Radiology ultrasound technician
   - Respiratory care practitioner
   - Physical-occupational therapy aide
   - Audiologist
   - Radiology ultrasound technician
   - Respiratory therapy technician
   - Labor and delivery technician
   - Athletic trainer
   - Scrub technician-operating room
   - Radiation therapist
   - Nurse practitioner
   - Radiology technician aide

7. <u>Job category #7:</u> management jobs (10 lb).
   - Director-laboratory
   - Management-Chief technologist
   - Social services director
   - Emergency medical services director
   - Physical medicine director
   - Housekeeping supervisor
   - Nurse manager
   - Plant maintenance director
   - Laboratory supervisor
   - Human resources supervisor
   - Respiratory therapy supervisor
   - Laboratory director
   - Assistant director-purchasing
   - Administrative fellow-administration
   - Assistant director-quality improvement
   - Director-staff development

8. <u>Job category #8:</u> clerical jobs involving mostly the sitting position ($\leq$ 10 lb).
   - Secretary
   - Radio operator
   - Dispatcher
   - Admitting clerk
   - Billing collection clerk
   - Financial counselor
   - Delinquent account coordinator
   - Recruitment coordinator
   - Medical records coding clerk
   - File clerk
   - Tumor registrar (cancer center)
   - Accounting clerk
   - Transcriptionist
   - Receptionist
   - Transplant data coordinator
   - Office coordinator
   - Cashier
   - Purchasing clerk

9. <u>Categoria de trabalho #9:</u> trabalhos que implicam a elevação mínima de objectos e a não manipulação e elevação de doentes (10 lb - < 20 lb).

-Ajudante de técnico de laboratório -   Técnico de arquivo de registos médicos

-Ajudante de técnico de farmácia-Encarregado de estacionamento

-Guarda de segurança-Especialista em exercícios de medicina desportiva

-Assistente social -Técnico de recursos de emprego

-Farmacêutico-Assistente de desenvolvimento do pessoal

-Técnico central de esterilização   - Educador de doentes

-Especialista em reabilitação cardíaca -Auxiliar de departamento

-Coordenador de unidade de saúde -   Técnico de manutenção

-Assistente de relações com os clientes-Coordenador do Parenting   Plus

-Técnico de sala de arquivo de radiologia   - Técnico de centro de sono

-Técnico de equipamento respiratório -Técnico de saúde mental

-Gestão da informação sobre saúde - Educador de saúde em medicina preventiva

técnico de ficheiroscoordenador

10. <u>Categoria profissional #10:</u> trabalhos que envolvem a elevação moderada de objectos e a não manipulação de doentes (50 lb).

-Técnico de etiquetagem da loja central-Técnico de sala de loja

-Técnico de serviço de entregas

11. <u>Categoria profissional #11:</u> trabalhos de limpeza (20 lb).

-Empregada doméstica -   Técnico de pavimentos

-Empregado de andares

12. <u>Categoria profissional #12:</u> postos de trabalho dos Serviços de Alimentação e Nutrição (20 lb).

-Ajudante do Centro de Conferências-Chef

-Ajudante de cozinha-Supervisor   -Anfitriã

-Auxiliar de cafetaria-supervisor   -Gestão de serviços alimentares

-Ajudante de cozinha-Caixa

-Supervisor de balcão   -Auxiliar de limpeza

-Cozinheiro   - Empregado de sala de jantar

APÊNDICE F: TRECHOS DE PRÉ-TESTE

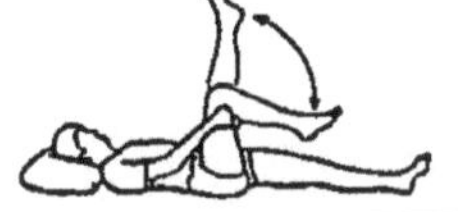

Hamstring stretch. Lying on your back, grab your knee with both hands and pull it towards your chest. Straighten your knee to the point of tightness and hold 10 seconds. Relax. Do 3 repetitions with each leg.

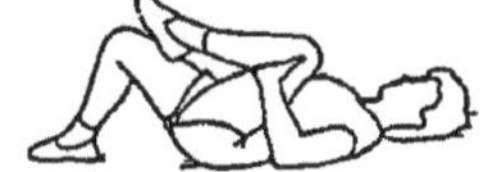

Knee to chest. Pull one knee to your chest using both hands. Hold 10 seconds. Relax. Repeat on opposite side. Relax. Do 3 repetitions on each side.

Double knee to chest. Pull your right knee to your chest using both hands and hold it there. Then pull your left knee to your chest. Hold 10 seconds. Relax. Lower your right leg and then your left leg. Do 5 repetitions.

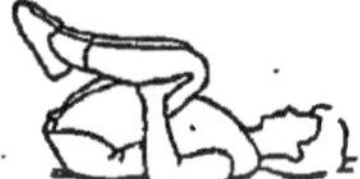

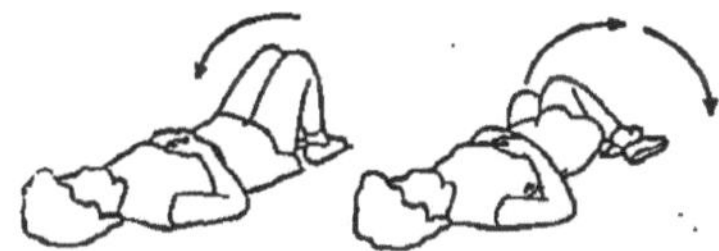

Lower trunk rotation. Lying on your back; bend your knees and place your feet flat on the bed. Slowly roll your knees towards the left as far as possible. Hold 10 seconds. Then roll your knees towards the right. Keep your shoulders flat on the bed during this exercise. Do 3 repetitions on each side.

Diagonal Knee/chest. Lying on your back, bend your knee up towards your chest. Using your hands, pull it over towards the opposite hip, rotating your involved hip inward. Hold 10 seconds. Relax. Do 3 repetitions with each leg.

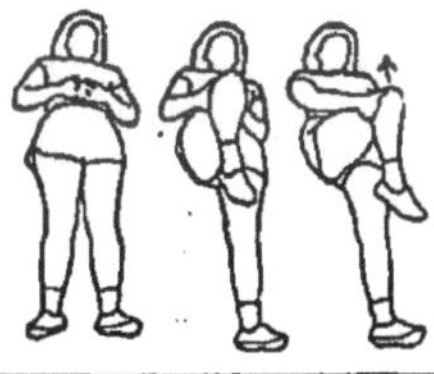

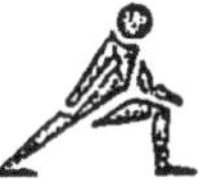

Forward Lunges. Kneel on left leg, right leg forward at a right angle. Lunge forward, keeping the back straight. Stretch should be felt on the left groin. Hold 10 seconds. Repeat on opposite leg. Do 3 repetitions on each side.

Heel cord stretch. Face a wall, and place your hand against it. With one foot in front of the other, place your heels on the floor and lean your hips toward the wall while keeping the back leg straight to stretch your calf. Hold 10 seconds. Relax. Repeat the exercise, keeping your back leg slightly bent at the knee. Hold 10 seconds. Relax. Repeat with opposite leg. Do 3 repetitions with each leg.

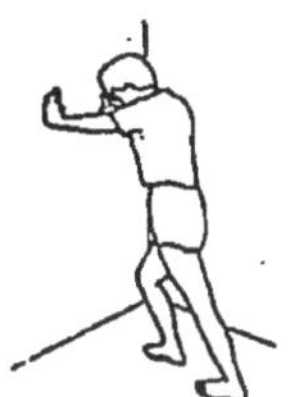

(1) Professor, Centro de Investigação em Reabilitação, Escola de Profissões da Saúde, Centro de

Ciências da Saúde da Universidade Técnica do Texas, Lubbock, Texas, EUA;

os trabalhadores empregados na indústria teriam uma força isométrica inferior ao seu valor de força.